自然疗法丛书

耳压治百病

编者 ◎ 裴红 常宇

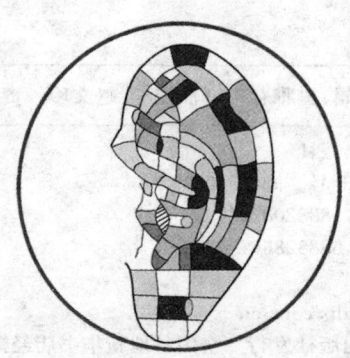

耳压是一种无针、无创伤、无副作用的物理疗法
它通过耳部穴位的贴压而达到治病防病、保健美容的目的
耳压可以治疗内、外、妇、儿等200余种疾病，尤其对急性炎症和疼痛性疾病疗效显著

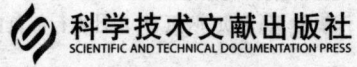

科学技术文献出版社
SCIENTIFIC AND TECHNICAL DOCUMENTATION PRESS

图书在版编目(CIP)数据

耳压治百病/裴红,常宇编.—北京:科学技术文献出版社,2011.9
(自然疗法丛书)
ISBN 978-7-5023-6966-8

Ⅰ.①耳… Ⅱ.①裴… ②常… Ⅲ.①耳-穴位按压疗法
Ⅳ.①R244.1

中国版本图书馆CIP数据核字(2011)第148363号

耳压治百病

策划编辑:樊雅莉　责任编辑:樊雅莉　责任校对:赵文珍　责任出版:王杰馨

出 版 者	科学技术文献出版社
地　　址	北京市复兴路15号　邮编100038
编 务 部	(010)58882938,58882087(传真)
发 行 部	(010)58882868,58882866(传真)
邮 购 部	(010)58882873
网　　址	http://www.stdp.com.cn
发 行 者	科学技术文献出版社发行　全国各地新华书店经销
印 刷 者	北京雁林吉兆印刷有限公司
版　　次	2011年9月第1版　2011年9月第1次印刷
开　　本	710×1000　1/16开
字　　数	275千
印　　张	17
书　　号	ISBN 978-7-5023-6966-8
定　　价	27.00元

版权所有　违法必究

购买本社图书,凡字迹不清、缺页、倒页、脱页者,本社发行部负责调换

前　　言

耳压疗法是用质硬而光滑的植物种子或具有一定形状和质地的药物及制品粘贴在耳郭表面的穴位上，并施加一定压力，以达刺激耳穴、防治疾病的一种方法。此法是在耳毫针治疗疾病的基础上替代耳穴针刺或埋针的一种简易治疗法。它较耳穴针刺或埋针更为简便易行，安全可靠，无创伤、无副作用，且能起到持续刺激之效果，是目前临床最常用的一种耳穴治疗方法。

随着耳压疗法临床实践的不断发展，耳压疗法的治疗范畴除耳部本身的耳鸣、耳聋、耳痛等疾病外，还扩展到治疗内、外、妇、儿、皮肤、五官等多种学科中的多种疾病，在传统中医治疗体系中，发挥着重要的作用。

由于耳压疗法不需特殊设备，只需用酒精棉球、药籽或植物种籽、医用胶布、镊子即可进行治疗，费用极其低廉；不受环境影响及体位的限制，可随时随地应用，并且贴压后患者可随意活动；还可经过医生指导自己掌握治疗刺激的方法和强度，随时操作，既简单又方便，因此，可广泛地用于临床治疗和自我保健。

耳压疗法具有无创伤、无副作用、安全实用的特点，值得研究和大力推广，为此，我们将相关资料收集整理，奉献给广大读者这本简便易学、便于操作的耳压疗法书籍。

本书共分九章，第一章主要介绍耳压疗法的发展历史，常用耳穴，器具与操作及基本手法等；第二章至第九章主要介绍了内、外、妇、儿、男、五官、皮肤等科常见疾病的耳压疗法。在编写的过程中，参考了相关的书籍，在此一并致谢。

由于编者水平有限，难免有错误疏漏之处，望广大读者批评指正。

目　　录

第一章　耳压疗法基本知识 …………………………… 1
　　第一节　耳压疗法的发展历史 ……………………… 3
　　第二节　耳压疗法的理论基础 ……………………… 4
　　第三节　耳郭表面解剖名称 ………………………… 6
　　第四节　耳压疗法的常用耳穴 ……………………… 9
　　第五节　耳诊法 ……………………………………… 19
　　第六节　耳压的器具与操作 ………………………… 25
　　第七节　耳压疗法常用手法 ………………………… 27
　　第八节　压疗法的适应证与禁忌证 ………………… 29

第二章　内科疾病的耳压疗法 ………………………… 31
　　第一节　感冒 ………………………………………… 33
　　第二节　咳嗽 ………………………………………… 35
　　第三节　支气管炎 …………………………………… 36
　　第四节　支气管哮喘 ………………………………… 38
　　第五节　肺结核 ……………………………………… 39
　　第六节　咯血 ………………………………………… 41
　　第七节　胃脘痛 ……………………………………… 41
　　第八节　慢性胃炎 …………………………………… 42
　　第九节　胃、十二指肠溃疡 ………………………… 43
　　第十节　呃逆 ………………………………………… 45
　　第十一节　呕吐 ……………………………………… 46
　　第十二节　胃下垂 …………………………………… 47
　　第十三节　便秘 ……………………………………… 49
　　第十四节　急性胃肠炎 ……………………………… 52
　　第十五节　慢性腹泻 ………………………………… 53

第十六节	细菌性痢疾	54
第十七节	胃肠神经官能症	55
第十八节	食欲不振	55
第十九节	肠道蛔虫症	56
第二十节	病毒性肝炎	57
第二十一节	急性黄疸性肝炎	58
第二十二节	慢性活动性肝炎	58
第二十三节	慢性胆囊炎	59
第二十四节	胆石症	61
第二十五节	胆道蛔虫症	68
第二十六节	心律失常	69
第二十七节	慢性心肌炎	71
第二十八节	风湿性心脏病	72
第二十九节	冠心病	72
第三十节	心绞痛	74
第三十一节	高脂血症	75
第三十二节	高血压	76
第三十三节	低血压	79
第三十四节	白细胞减少症	80
第三十五节	血小板减少性紫癜	81
第三十六节	过敏性紫癜	82
第三十七节	再生障碍性贫血	82
第三十八节	糖尿病	83
第三十九节	肾小球肾炎	84
第四十节	尿路感染	85
第四十一节	尿潴留	87
第四十二节	尿失禁	87
第四十三节	尿频	88
第四十四节	泌尿系结石	89
第四十五节	尿崩症	91
第四十六节	单纯性肥胖	92
第四十七节	单纯性甲状腺肿	95

第四十八节　甲状腺功能亢进症 …………………… 96
第四十九节　甲状腺功能减退症 …………………… 97
第五十节　神经衰弱 ………………………………… 97
第五十一节　失眠 …………………………………… 101
第五十二节　嗜睡 …………………………………… 104
第五十三节　多梦 …………………………………… 105
第五十四节　健忘 …………………………………… 105
第五十五节　头痛 …………………………………… 106
第五十六节　脑震荡后遗症 ………………………… 110
第五十七节　脑炎后遗症 …………………………… 111
第五十八节　脑中风后遗症 ………………………… 112
第五十九节　癫痫 …………………………………… 113
第六十节　肋间神经痛 ……………………………… 114
第六十一节　三叉神经痛 …………………………… 114
第六十二节　多发性神经炎 ………………………… 115
第六十三节　自主神经功能紊乱 …………………… 116
第六十四节　面神经炎 ……………………………… 117
第六十五节　面肌痉挛 ……………………………… 118
第六十六节　癔症 …………………………………… 119
第六十七节　精神病 ………………………………… 120
第六十八节　美尼尔综合征 ………………………… 121
第六十九节　多汗、盗汗症 ………………………… 123
第七十节　无汗症 …………………………………… 124
第七十一节　周期性麻痹 …………………………… 125
第七十二节　重症肌无力 …………………………… 125
第七十三节　食后困顿症 …………………………… 126

第三章　外科疾病的耳压疗法　127

第一节　落枕 ………………………………………… 129
第二节　急性扭挫伤 ………………………………… 130
第三节　肩关节周围炎 ……………………………… 132
第四节　肩胛肋综合征 ……………………………… 133
第五节　斜颈 ………………………………………… 134

第六节　颈椎病 …………………………………………… 135
  第七节　坐骨神经痛 ……………………………………… 137
  第八节　血栓闭塞性脉管炎 ……………………………… 138
  第九节　风湿性关节炎 …………………………………… 139
  第十节　腰肌劳损 ………………………………………… 139
  第十一节　乳腺增生症 …………………………………… 140
  第十二节　急性乳腺炎 …………………………………… 142
  第十三节　痔疮 …………………………………………… 143
  第十四节　慢性单纯性阑尾炎 …………………………… 144
  第十五节　手术后腹胀 …………………………………… 145
  第十六节　手术及产后尿潴留 …………………………… 146
  第十七节　术后切口痛 …………………………………… 147
  第十八节　幻肢痛 ………………………………………… 148

第四章　妇科疾病的耳压疗法 ………………………………… 149
  第一节　痛经 ……………………………………………… 151
  第二节　月经不调 ………………………………………… 153
  第三节　闭经 ……………………………………………… 155
  第四节　功能性子宫出血 ………………………………… 156
  第五节　经前期紧张综合征 ……………………………… 158
  第六节　白带过多 ………………………………………… 158
  第七节　盆腔炎 …………………………………………… 160
  第八节　不孕症 …………………………………………… 160
  第九节　胎位不正 ………………………………………… 161
  第十节　难产 ……………………………………………… 163
  第十一节　产后缺乳 ……………………………………… 163
  第十二节　产后宫缩痛 …………………………………… 164
  第十三节　产后恶露不净 ………………………………… 165
  第十四节　更年期综合征 ………………………………… 165
  第十五节　子宫脱垂 ……………………………………… 167
  第十六节　外阴白斑症 …………………………………… 168

第五章　儿科疾病的耳压疗法 ………………………………… 169
  第一节　小儿高热 ………………………………………… 171

第二节 小儿肺炎	171
第三节 百日咳	172
第四节 流行性腮腺炎	173
第五节 遗尿	174
第六节 小儿厌食	176
第七节 积滞	178
第八节 疳证	178
第九节 小儿腹泻	179
第十节 小儿肠痉挛	180
第十一节 小儿夜啼	181
第十二节 儿童多动症	181
第十三节 弱智儿	183
第十四节 小儿脑性瘫痪	184

第六章 男科疾病的耳压疗法   187

第一节 阳痿	189
第二节 遗精	190
第三节 精索静脉曲张症	191
第四节 前列腺炎、精囊炎	191
第五节 男性不育症	192

第七章 五官科疾病的耳压疗法   195

第一节 牙痛	197
第二节 牙周炎	198
第三节 复发性口腔溃疡	199
第四节 扁桃体炎	200
第五节 慢性咽炎	201
第六节 失音	203
第七节 慢性喉水肿	203
第八节 颞下颌关节功能紊乱症	204
第九节 口臭	205
第十节 急性结膜炎	206
第十一节 麦粒肿	207
第十二节 睑缘炎	208

第十三节	霰粒肿	209
第十四节	春季卡他性结膜炎	209
第十五节	慢性泪囊炎	210
第十六节	眼睑痉挛	210
第十七节	上睑下垂	211
第十八节	近视	212
第十九节	色觉障碍	216
第二十节	老年性白内障	216
第二十一节	青光眼	217
第二十二节	中心性浆液性视网膜脉络膜炎	218
第二十三节	视神经萎缩	218
第二十四节	球后视神经炎	219
第二十五节	眶上神经痛	220
第二十六节	过敏性鼻炎	220
第二十七节	慢性鼻炎	222
第二十八节	鼻窦炎	223
第二十九节	嗅觉丧失	224
第三十节	鼻衄	224
第三十一节	耳鸣	225
第三十二节	耳聋	226
第三十三节	化脓性中耳炎	227

第八章 皮肤科疾病的耳压疗法　229
　第一节　荨麻疹　231
　第二节　皮肤瘙痒症　232
　第三节　湿疹　234
　第四节　神经性皮炎　235
　第五节　扁平疣　236
　第六节　寻常疣　237
　第七节　传染性软疣　238
　第八节　带状疱疹　238
　第九节　白癜风　239
　第十节　接触性皮炎　240

第十一节 剥脱性皮炎 …… 241
第十二节 脱发 …… 241
第十三节 斑秃 …… 242
第十四节 痤疮 …… 242
第十五节 痱子 …… 244
第十六节 毛囊炎 …… 245
第十七节 脓疱疮 …… 245
第十八节 丹毒 …… 246
第十九节 结节性红斑 …… 246
第二十节 黄褐斑 …… 247
第二十一节 酒渣鼻 …… 248
第二十二节 雷诺病 …… 249
第二十三节 红斑性肢痛症 …… 249
第二十四节 冻疮 …… 250

第九章 其他疾病的耳压疗法 …… 251
第一节 输液(血)反应 …… 253
第二节 晕动病 …… 253
第三节 竞技综合征 …… 254
第四节 疲劳 …… 256
第五节 戒烟 …… 256
第六节 戒酒 …… 258
第七节 戒断综合征 …… 258
第八节 慢性外照射性放射病及化疗后的反应 …… 259

参考文献 …… 260

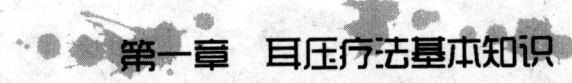

第一章 耳压疗法基本知识

第一节 耳压疗法的发展历史

在耳郭上有一些既能反应疾病、又能治疗疾病的特定耳穴,是耳郭与机体经络、脏腑、组织器官、四肢百骸相互沟通的部位,也是经络、气血内外输注的所在。《灵枢》中就有关于望耳诊病的记载:"耳轮焦枯如受尘垢者,病在肾……耳间青脉起者,掣痛。"

耳压疗法是用质硬而光滑的植物种子或具有一定形状和质地的药物及制品粘贴在耳郭表面的穴位上,并施加一定压力,以达刺激耳穴、防治疾病的一种方法。此法是在耳毫针治疗疾病的基础上替代耳穴针刺或埋针的一种简易治疗法。它较耳穴针刺或埋针更为简便易行,安全可靠,无创伤、无副作用,且能起到持续刺激之效果,是目前临床最常用的一种耳穴治疗方法。

通过对耳郭的刺激来防治一些疾病,在我国古代文献中早有记载。如《灵枢·原病》载:"耳聋无闻取耳中。"唐代孙思邈在《千金要方》中记述:"耳中穴,在耳门孔上横梁是,针灸之,治马黄、黄疸、寒暑疫毒等病。"明代杨继洲《针灸大成》曰:"耳尖二穴,在耳尖上,卷耳取尖上是穴,治眼生翳膜,用小艾炷五壮。"张介宾的《类经图翼》也记载:"阳维治耳聋雷鸣。"仅明清以前见于古籍中的耳穴就有10余个。后世医家在古代用耳穴治疗疾病的启发下,又进一步发展用耳穴治疗头痛、眼病、牙痛、衄血、臂痛、哮喘、癫痫、不寐等多种疾病,临床中均取得较好效果。

耳穴诊治在国外也颇受重视,1957年法国医学博士P. Nogier发表了《耳针治疗点图》,在法国、前西德、奥地利、日本、美国等国家地区也陆续出版了耳穴挂图及专著。随着国际间的学术交流,我国耳穴图在世界许多国家流传应用。但由于人们对耳穴作用的认识各异,致使耳穴的定位和命名出现混乱现象,如一穴多名、多穴一名、经穴与耳穴混称等。为了便于研究和交流,中国针灸学会受世界卫生组织西太区办事处的委托制定了《耳穴标准化方案》,并于1987年6月在韩国汉城召开的世界卫生组织西太区第三次针灸穴名标准化会议上基本获得通过。1992年9月我国在北京召开了国家标准耳穴名称与部位审定会议,国家标准《耳穴名称与部位》于1993年5月1日颁布实施。

耳压疗法具有无创伤、无副作用、安全实用的特点。耳压疗法疼痛轻微,不损伤皮肤,故不会引起感染。所贴压的药丸或制品为一次性的,又不会产生交叉感染。刺激作用持久,疗效稳定,因此,是一种易为病人接受、安全实用的治疗方法。耳压疗法无任何不良反应,是一种安全可靠、无痛苦、无伤害、无副作用的治疗技术。耳穴诊断更具有独特优势,基本上在无痛或轻度疼痛的情况下完成。

耳压疗法适应证广、疗效高、见效快。耳压疗法不但能治疗疾病,还可用于预防疾病和保健美容。根据有关文献报道,应用耳压治疗的疾病达 200 余种,涉及内、外、妇、儿、五官、皮肤等各科疾病,并有较好的疗效,尤其对急性炎症和疼痛性疾病疗效更为显著。如胆绞痛、牙痛、扭伤痛等,在耳压后几分钟,疼痛即可缓解或消失;有的神经衰弱及失眠的患者,在耳压后 1~2 天内睡眠即可改善。

耳压疗法易学易用、操作方便、费用低廉,设备简便,一般用光滑、质硬的小珠形物体,如绿豆、红小豆、王不留行籽等贴敷耳穴即可,十分简便经济。由于耳穴分布有一定的规律,大都以中医脏腑和解剖部位命名,易于学习记忆。只要有一定的中西医理论知识,即使非医务人员,经过短期学习,就能掌握 30~50 个穴位和常用的治疗方法,应用耳压治疗一些病症。尤其是在耳穴国家标准化的今天,由繁入简,耳压疗法被越来越多的医务工作者及耳医学爱好者掌握和应用,必将为人类的卫生保健事业做出更多、更大的贡献。

第二节 耳压疗法的理论基础

一、中医学基础

(一)耳与经络的联系

中医学认为耳与经络的联系非常密切。早在《内经》中就有很多相关的论述。如《灵枢·邪气脏腑病形》曰"十二经脉,三百六十五络,其血气皆上于面而走空窍……其别气走于耳而为听……"。《灵枢·论疾诊尺》曰"……耳间青脉起者掣痛"。《灵枢·经脉》指出了手足六阳经脉在耳郭的分布走行:"小肠,手太阳之脉……其支者,从缺盆循颈上颊,至目锐眦,却入耳中";"三焦,手少阳之脉……其支者……上项系耳后,直上出耳上角……其支者,从耳后,入耳中,出走耳前";"胆,足少阳之脉,走于目锐眦,上抵头角,下耳后……其支者,从耳后入耳中,出走耳前";"手阳明之别……入耳,合于宗脉";"胃,足阳明之脉……上耳前";"膀胱,足太阳之脉……其支者,从巅至耳上角"。《灵枢·阴阳二十五人》曰:"手少阳之上,血气盛者眉美以长,耳色美;血气皆少则耳焦恶色。"《灵枢·经筋》还论述了足阳明之筋、手太阳之筋、手少阳之筋与耳的联系。根据《灵枢》的记载,循行耳区的经脉与手足三阳经的关系最为密切,六条阴经虽不直接入耳,但却通过经别与阳经相合,间接上达于耳。这样,十二经脉都直接或间接与耳相联系,故《灵枢·口问》概括指出:"耳者,宗脉之所聚也。"现代的许多实验研究也表明,耳郭有经络存在,耳郭经络与全身经络相通。耳压疗法之所以能够治疗远隔部位的病症,正是由于耳郭与经络之间存在密切的联系。

（二）耳与脏腑的联系

耳与五脏均有生理功能上的联系。五脏之中,耳与肾脏关系最为密切,其次为心、肺。《灵枢·脉度》曰:"肾气通于耳,肾和则耳能闻五音矣。"《素问·金匮真言论》曰:"南方赤色,入通于心,开窍于耳,藏精于心。"《难经·四十难》曰:"肺主声,令耳闻声。"唐代孙思邈的《备急千金要方》中又进一步提出"心气通于舌,非窍也,其通于窍者,寄见于耳……"清代医家张振鋆汇集了许多古代医著的经验与论述,将耳背分为心、肝、脾、肺、肾五部,并绘制了耳背图。现代实验研究与临床实践也证实了耳与脏腑的联系。

二、神经学基础

耳郭的神经分布非常丰富。有来自脊神经颈丛的耳大神经和枕小神经,有来自脑神经的耳颞神经、面神经、舌咽神经和迷走神经的分支,以及随颈外动脉而来的交感神经。耳郭皮肤含有各种神经感受器,耳肌腱上和耳肌中有单纯型和复杂型丛状感觉神经末梢。因此,耳郭的穴位对各种刺激的反应有高度的敏感性。

有关的临床实验研究证实,神经系统是耳穴与内脏、肢体联系的重要途径。当内脏或躯体发生疾患时,病理性刺激的传入冲动与接受这些冲动的相应神经元之间发生病理性联系,并大大提高这些神经元的兴奋性,这些神经元又与相应耳穴相连,其兴奋性的提高就影响了投射于该神经元或邻近神经元的感觉阈,使其敏感性增高,甚至产生压痛。耳压疗法对耳穴的刺激所产生的强烈传入冲动,在影响中枢神经系统功能状态的同时激发体内非特异性防御反应,广泛动员机体内各种免疫因素,从而调动内因的主观能动性,抗御病邪,恢复健康。

第三节 耳郭表面解剖名称

耳郭为外耳的一部分,以纤维软骨为支架,并附以韧带、结缔组织及退化的肌肉等结构,外覆皮肤和极薄的皮下组织。其皮下分布着丰富的神经、血管与淋巴管。耳垂部分没有软骨,只含脂肪和结缔组织。

(一)耳部正面解剖名称(图1)

1. 耳垂部

耳垂前沟:耳垂与面部之间的浅沟。

耳垂:耳郭下部无软骨的部分。

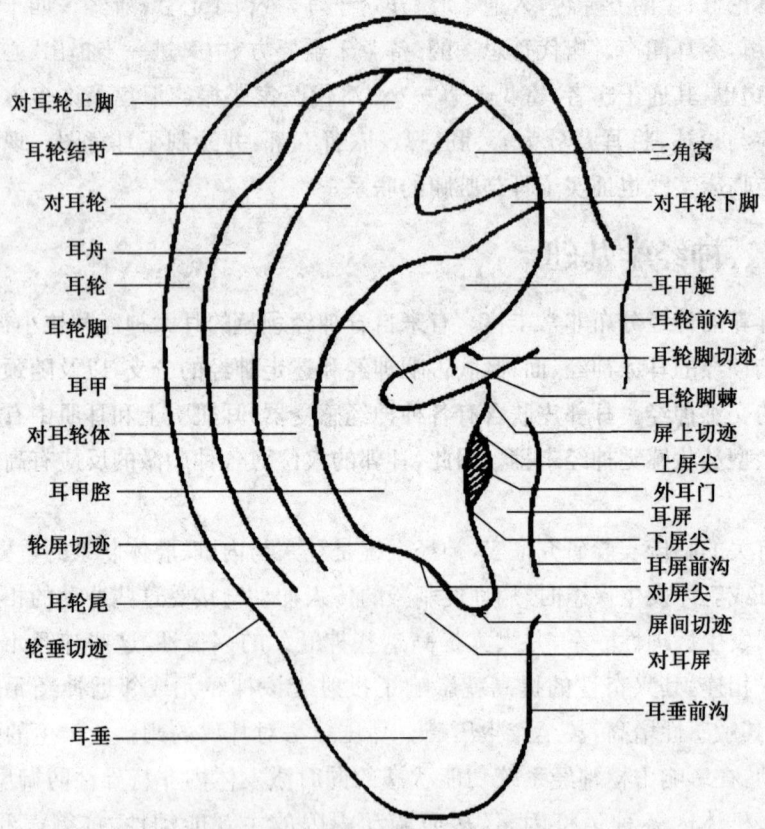

图1 耳郭正面解剖名称示意图

2. 耳轮部

耳轮：耳郭卷曲的游离部分。

耳轮脚：耳轮深入耳甲的部分。

耳轮脚棘：耳轮脚和耳轮之间的软骨隆起。

耳轮脚切迹：耳轮脚棘前方的凹陷处。

耳轮结节：耳轮后上部的膨大部分。

耳轮尾：耳轮向下移行于耳垂的部分。

轮垂切迹：耳轮和耳垂后缘之间的凹陷处。

耳轮前沟：耳轮与面部之间的浅沟。

3. 对耳轮部

对耳轮：与耳轮相对呈"Y"字形的隆起部，由对耳轮体、对耳轮上脚和对耳轮下脚3部分组成。

对耳轮体：对耳轮下部呈上下走向的主体部分。

对耳轮上脚：对耳轮向上分支的部分。

对耳轮下脚：对耳轮向前分支的部分。

轮屏切迹：对耳轮与对耳屏之间的凹陷处。

4. 耳舟部

耳舟：耳轮与对耳轮之间的凹沟。

5. 三角窝部

三角窝：对耳轮上、下脚与相应耳轮之间的凹窝。

6. 耳甲部

耳甲：部分耳轮和对耳轮、对耳屏及外耳门之间的凹窝。由耳甲艇和耳甲腔两部分组成。

耳甲艇：耳轮脚以上的耳甲部。

耳甲腔：耳轮脚以下的耳甲部。

7. 耳屏部

耳屏：耳郭前方呈瓣状的隆起。

屏上切迹：耳屏与耳轮之间的凹陷。

上屏尖：耳屏游离缘上隆起部。

下屏尖：耳屏游离缘下隆起部。

耳屏前沟：耳屏与面部之间的浅沟。

8. 对耳屏部

对耳屏：耳垂上方与耳屏相对的瓣状隆起。

对屏尖：对耳屏游离缘隆起部。

屏间切迹：耳屏和对耳屏之间的凹陷处。

9. 外耳门

耳甲腔前方的孔窍。

(二)耳郭背面解剖名称(图 2)

1. 耳轮背面

耳轮背部的平坦部分。

2. 耳轮尾背面

耳轮尾背部的平坦部分。

3. 耳垂背面

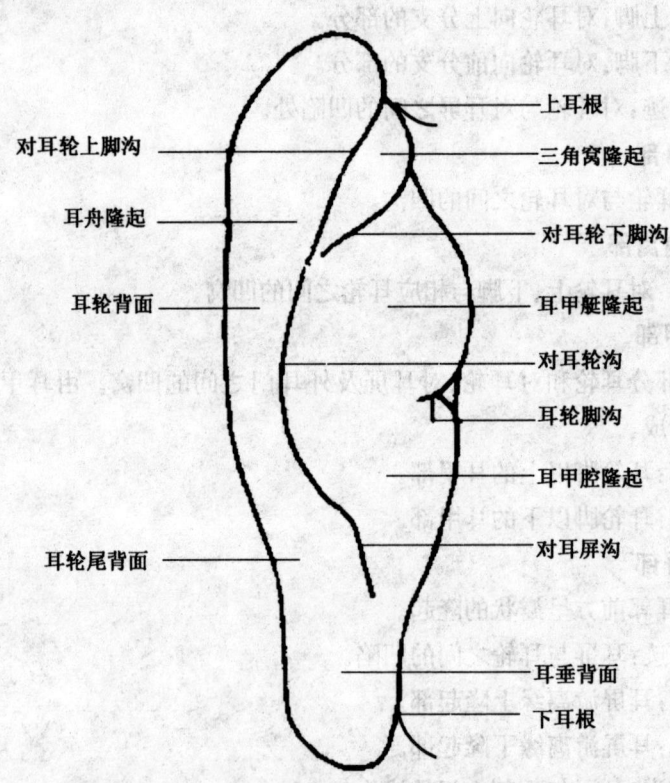

图 2　耳郭背面解剖名称示意图

耳垂背部的平坦部分。

4. 耳舟隆起

耳舟在耳背呈现的隆起。

5. 三角窝隆起

三角窝在耳背呈现的隆起。

6. 耳甲艇隆起

耳甲艇在耳背呈现的隆起。

7. 耳甲腔隆起

耳甲腔在耳背呈现的隆起。

8. 对耳轮上脚沟

对耳轮上脚在耳背呈现的凹沟。

9. 对耳轮下脚沟

对耳轮下脚在耳背呈现的凹沟。

10. 对耳轮沟

对耳轮体在耳背呈现的凹沟。

11. 耳轮脚沟

耳轮脚在耳背呈现的凹沟。

12. 对耳屏沟

对耳屏在耳背呈现的凹沟。

(三)耳根

1. 上耳根

耳郭与头部相连的最上部。

2. 下耳根

耳郭与头部相连的最下部。

第四节 耳压疗法的常用耳穴

一、耳穴分布规律

耳穴在耳郭上有一定的分布规律,它在耳前外侧面的排列好像一个在子宫

内倒置的胎儿,其头部朝下,臀部及下肢朝上,胸部及躯干在中间。其分布的一般规律是:

(1)与头面部相应的耳穴在对耳屏与耳垂;
(2)与上肢相应的耳穴在耳舟;
(3)与躯干相应的耳穴在对耳轮;
(4)与下肢和臀相应的耳穴在对耳轮上、下脚;
(5)与盆腔相应的耳穴在三角窝;
(6)与消化道相应的耳穴在耳轮脚周围;
(7)与腹腔相应的耳穴在耳甲艇;
(8)与胸腔相应的耳穴在耳甲腔;
(9)与鼻咽部相应的耳穴在耳屏;
(10)与内分泌相应的耳穴在屏间切迹。

二、耳穴的定位与主治

(一)耳轮穴(图3)

※耳中:位于耳轮脚。主治呃逆,荨麻疹,皮肤瘙痒症,小儿遗尿症,咯血,鼻衄,黄疸等。

※直肠:位于近屏上切迹的耳轮处,与大肠同水平。主治便秘,腹泻,脱肛,痔疮等。

※尿道:位于直肠上方,与膀胱同水平的耳轮处。主治尿频,尿急,尿痛,尿潴留,尿道炎等。

※外生殖器:位于尿道上方,与交感同水平的耳轮处。主治睾丸炎,附睾炎,外阴瘙痒症,阴道炎等。

※肛门:位于与对耳轮上脚前缘相对的耳轮处。主治痔疮,肛裂,肛门瘙痒,肛周炎,肛门括约肌松弛等。

※耳尖:位于耳轮顶端,与对耳轮上脚前缘相对的耳轮处。主治发热,高血压,急性结膜炎,麦粒肿等。

※结节(肝阳):位于耳轮结节处。主治头晕,头痛,高血压等。

※耳轮12穴:位于耳轮上,自耳轮结节下缘至耳垂下缘中点划为5等份共6个点,由上而下依次分轮1、轮2、轮3、轮4、轮5、轮6。主治扁桃体炎,上呼吸道感染,发热等。

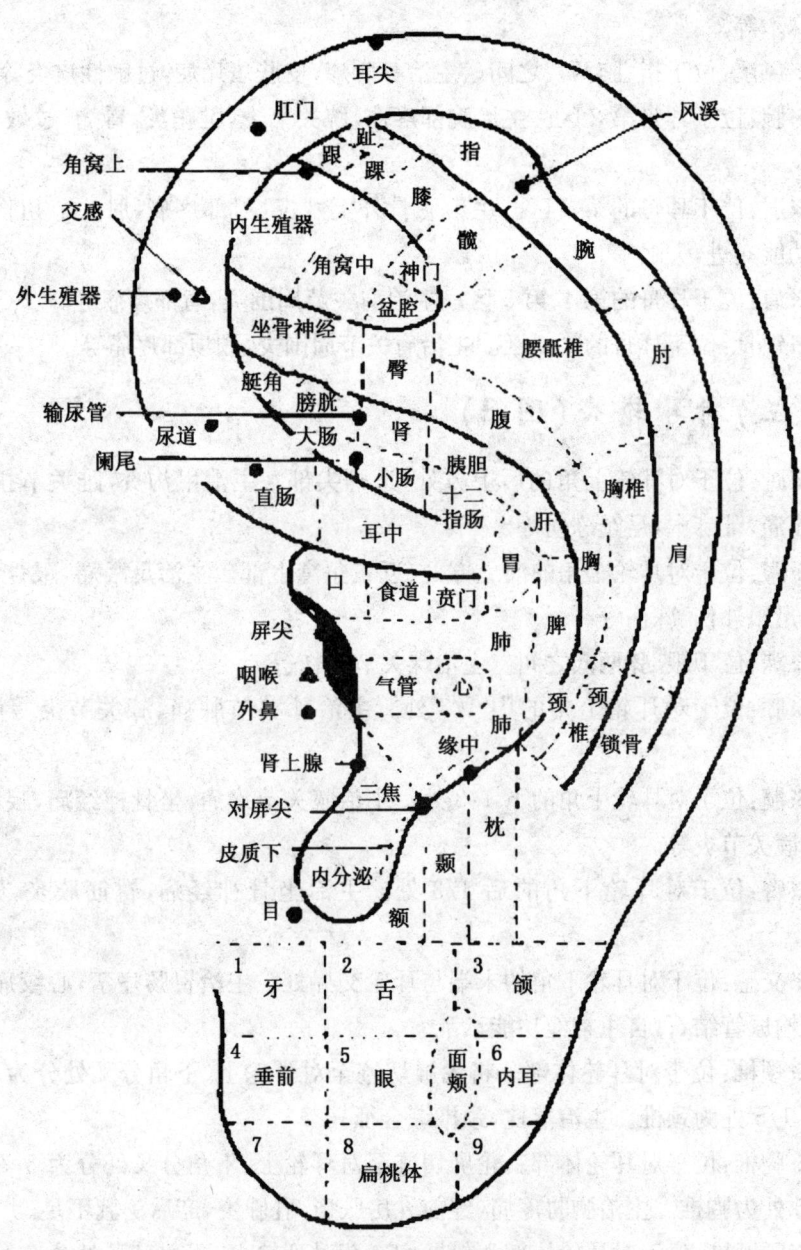

图3 耳穴定位示意图(正面)

(二)耳舟穴(图3)

※指:将耳舟分成6等份区,自上而下,第1区为指。主治甲沟炎,手指疼

痛和麻木等。

※风溪:位于指、腕两穴之间。主治荨麻疹,皮肤瘙痒症,过敏性皮炎等。

※腕:位于耳舟第2区。主治腕部疼痛,腕关节炎,腱鞘炎,胃痛,过敏性皮炎等。

※肘:位于耳舟的第3区。主治肱骨外上髁炎,肘部疼痛,肘关节扭伤,甲状腺功能亢进,失眠等。

※肩:位于耳舟的第4、第5区。主治肩关节周围炎,肩部疼痛等。

※锁骨:位于耳舟的第6区。主治肩关节周围炎,颈项部疼痛等。

(三)对耳轮穴(图3)

※趾:位于对耳轮上角的后上方处,近耳尖部。主治甲沟炎,趾关节扭伤,趾部疼痛,趾麻木,足趾冻伤等。

※跟:位于对耳轮上角的前上方处,近三角窝上部。主治足跟痛,跟骨骨质增生,足跟外伤、冻伤等。

※踝:位于跟、膝两穴之间。主治踝关节扭伤等。

※膝:位于对耳轮上角的中1/3处。主治膝关节肿痛,膝关节炎等膝部疾患。

※髋:位于对耳轮上角的下1/3处。主治髋关节疼痛,坐骨神经痛,腰骶部疼痛,髋关节炎等。

※臀:位于对耳轮下角的后1/3处。主治坐骨神经痛,臀筋膜炎,下肢瘫痪。

※交感:位于对耳轮下角的末端与耳轮交界处。主治胃肠痉挛,心绞痛,胆绞痛,输尿管结石,自主神经功能紊乱。

※颈椎:位于对耳轮体部。将轮屏切迹至对耳轮上、下角分叉处分为5等份,下1/5处为颈椎。主治落枕,颈椎综合征。

※胸椎:位于对耳轮体部。轮屏切迹至对耳轮上、下角分叉处分为5等份,中2/5处为胸椎。主治胸胁疼痛,经前乳房胀痛,乳腺炎,产后泌乳不足。

※腰骶椎:位于对耳轮体部。轮屏切迹至对耳轮上、下角分叉处分5等份,上2/5处为腰骶椎。主治腰骶部疼痛,遗尿,腰骶椎骨质增生,腰腿痛,腰扭伤等。

※颈:位于对耳轮下部,颈椎区前侧近耳腔缘。主治落枕,颈项肿痛。

※胸:位于对耳轮中部,胸椎区前侧近耳腔缘。主治胸胁疼痛,胸闷,乳腺

炎等。

※腹：位于对耳轮上部，腰骶椎区前侧近耳腔缘。主治腹痛，腹胀，腹泻，急性腰扭伤，痛经，月经不调等。

※坐骨神经：位于对耳轮下脚的前 2/3，主治坐骨神经痛，下肢瘫痪。

(四)三角窝穴(图3)

※神门：位于三角窝内，对耳轮上、下角分叉处稍上方。主治失眠，多梦，痛症，戒断综合征等。

※盆腔：位于三角窝内，对耳轮上、下角分叉处稍下方。主治盆腔炎，附件炎，月经不调，痛经，小腹疼痛，腹胀，前列腺炎，阳痿等。

※内生殖器：位于三角窝前 1/3。主治痛经，月经不调，白带过多，功能性子宫出血，遗精，早泄等。

※角窝上：位于三角窝前上方。主治高血压等。

※角窝中：位于三角窝中 1/3 处。主治支气管哮喘等。

(五)耳屏穴(图3)

※上屏：位于耳屏外侧面上 1/2 处。主治消渴，心悸，眩晕，耳鸣。

※下屏：位于耳屏外侧面下 1/2 处。主治消渴，甲状腺功能亢进。

※外耳：位于屏上切迹前方近耳轮部。主治外耳道炎，中耳炎，耳鸣等。

※外鼻：位于耳屏外侧面正中稍前。主治鼻炎，鼻前庭炎，过敏性鼻炎，单纯性肥胖症等。

※屏尖：位于耳屏上部隆起的尖端。主治发热，牙痛等。

※肾上腺：位于耳屏下部隆起的尖端。主治低血压，风湿性关节炎，腮腺炎等。

※咽喉：位于耳屏内侧面上 1/2 处。主治声音嘶哑，咽喉炎，扁桃体炎等。

※内鼻：位于耳屏内侧面下 1/2 处。主治鼻炎，鼻疖，感冒鼻塞等。

※屏间前：位于对屏间外侧面的前部。主治假性近视，青光眼，视网膜炎，虹膜睫状体炎。

※屏间后：位于屏间切迹后方对耳屏前下部。主治假性近视，结膜炎，麦粒肿，屈光不正，虹膜睫状体炎。

(六)对耳屏穴(图3)

※对屏尖：位于对耳屏的尖端。主治哮喘，腮腺炎，睾丸炎等。

※枕：位于对耳屏外侧的后上方。主治头晕,头昏,头痛,失眠,神经衰弱,癫痫,抽搐,颈项强痛,面肌痉挛,晕动病,神经性呕吐,高血压等。

※颞：位于对耳屏外侧面的中部。主治偏头痛,近视,头昏,耳鸣,耳聋。

※额：位于对耳屏外侧的前下方。主治头晕,头痛,失眠,多梦,健忘,鼻炎,额窦炎等。

※皮质下：位于对耳屏内侧面。主治神经衰弱,失眠,多梦,癔症,自主神经功能紊乱,高血压,冠心病,心律失常,无脉症,脉管炎,腹胀,腹泻,便秘,消化不良,胃炎,溃疡病,胃下垂,假性近视,各种炎症。

※缘中：位于对耳屏游离缘上,对耳屏尖与轮屏切迹之中点处。主治内耳性眩晕,遗尿,健忘症,功能性子宫出血,闭经,阳痿。

※脑干：位于轮屏切迹处。主治头痛,失眠,多梦,神经衰弱,脑震荡后遗症,脑炎后遗症,弱智,癫痫,抽搐,耳鸣,低热,支气管炎,过敏性皮炎。

(七)耳甲穴(图3)

※心：位于耳甲腔中央凹陷处。主治失眠,多梦,心悸,心绞痛,无脉症,心律不齐,高血压,癔症,神经衰弱,口舌生疮,皮肤瘙痒症。

※肺：位于耳甲腔中央周围。主治咳喘,胸闷,痤疮,荨麻疹,便秘,皮肤瘙痒症,神经性皮炎,荨麻疹,鼻炎等。

※气管：位于耳甲腔内,外耳道口与心穴之间。主治咳喘,急、慢性气管炎等。

※脾：位于耳甲腔的后上方。主治腹胀,腹泻,便秘,食欲不振,内耳眩晕症,功能性子宫出血,贫血,胃下垂,脱肛,白带过多等。

※内分泌：位于耳甲腔底部屏间切迹内。主治痛经,月经不调,更年期综合征等。

※三焦：位于耳甲腔底部,内分泌穴内侧。主治便秘,腹胀,上肢外侧疼痛等。

※口：位于耳轮角下方前1/3处。主治面瘫,口腔炎,牙周炎,胆囊炎,胆石症等。

※食道：位于耳轮角下方中1/3处。主治食道炎,食道痉挛,胸闷,吞咽困难等。

※贲门：位于耳轮角下方后1/3处。主治贲门痉挛,神经性呕吐等。

※胃：位于耳轮角消失处。主治胃痉挛,胃炎,失眠,牙痛,消化不良等。

※十二指肠：位于耳轮角上方后部。主治十二指肠溃疡，胆囊炎，胆石症等。

※小肠：位于耳轮角上方中部。主治消化不良，腹痛，心动过速等。

※阑尾：位于大肠、小肠两穴之间。主治单纯性阑尾炎，腹泻等。

※大肠：位于耳轮角上方前部。主治腹泻，便秘，咳嗽，痤疮等。

※肝：位于耳甲艇的后下部，胃区的后上方。主治胁痛，眩晕，月经不调，更年期综合征，假性近视等。

※胰胆：位于肝肾两穴之间。主治胆囊炎，胆石症，偏头痛，带状疱疹，中耳炎，耳鸣，急慢性胰腺炎等。

※肾：位于臀穴下方，耳甲艇上部（小肠穴上方）。主治腰痛，神经衰弱，喘息，遗尿，遗精等。

※输尿管：位于耳甲艇部，肾与膀胱之间。主治尿路感染，输尿管结石绞痛等。

※膀胱：位于肾穴与艇角穴之间。主治坐骨神经痛，膀胱炎，遗尿等。

※艇角：位于耳甲艇前上角。主治前列腺炎，尿道炎。

※艇中：位于耳甲艇中央。主治腹痛，腹胀，胆道蛔虫症，腮腺炎，低热，前列腺炎，水肿，泌尿系结石等。

（八）耳垂穴（图3）

※牙：在耳垂正面从耳垂上线（沿屏间切迹软骨下缘与轮垂切迹所作的直线）至耳垂下缘最低点之间画两条等距离平行线，于上平行线上引两条垂直等分线，将耳垂分为9个区，上部由前到后依次为耳垂1区、耳垂2区、耳垂3区；中部由前到后依次为耳垂4区、耳垂5区、耳垂6区；下部内前到后依次为耳垂7区、耳垂8区、耳垂9区。耳垂1区为牙。主治牙痛，牙周炎，低血压。

※舌：位于耳垂2区。主治舌炎，口腔炎。

※颌：位于耳垂3区。主治牙痛，牙周炎，牙龈出血，颞颌关节功能紊乱，三叉神经痛。

※垂前：位于耳垂4区。主治神经衰弱，牙痛。

※眼：位于耳垂5区。主治近视，急性结膜炎，电光性眼炎，麦粒肿等眼部疾病。

※内耳：位于耳垂6区。主治耳鸣，听力减退等。

※扁桃体：位于耳垂7、8、9区。主治扁桃体炎等。

※面颊：位于耳垂正面5区与6区交界线的周围。主治面瘫，面肌痉挛，痤疮，扁平疣，黄褐斑，腮腺炎等。

（九）耳背穴（图4）

※上耳根：位于耳根最上缘。主治鼻衄，高血压等。

※耳迷根：位于耳轮脚后沟的耳根处。主治胆囊炎，胆石症，鼻塞，心动过速，腹泻等。

※下耳根：位于耳根最下缘。主治低血压，头痛等。

※耳背沟：位于对耳轮沟和对耳轮上、下脚沟处。主治高血压，皮肤瘙痒等。

※耳背心：位于耳背上部。主治心悸，失眠，多梦等。

※耳背脾：位于耳轮脚消失处的耳背部。主治胃痛，消化不良，食欲不振等。

※耳背肝：位于耳背脾的耳轮侧。主治胆囊炎，胆石症，胁痛等。

※耳背肺：位于耳背脾的耳根侧。主治咳喘，皮肤瘙痒症。

※耳背肾：位于耳背下部。主治头痛，头晕，神经衰弱等。

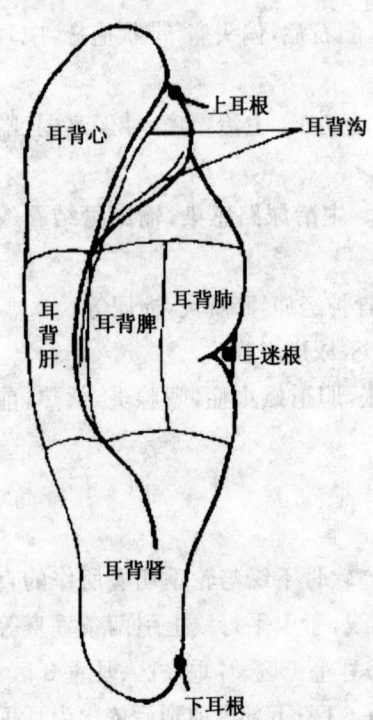

图4 耳穴定位示意图（背面）

（十）经验穴

※下屏尖：位于耳屏下部隆起的尖端。主治低血压，无脉症，咳嗽，感冒，中暑，疟疾，乳腺炎。

※激素点：内鼻与内分泌之间屏间切迹底部。主治风湿，过敏，炎症，休克，妇科病，慢性转氨酶增高。

※目1：位于屏间切迹前下方。主治青光眼，近视。

※目2：位于屏间切迹后下方。主治屈光不正，外眼炎症。

※心脏点：位于上屏与外耳连线中点。主治心脏病。

※丘脑：位于对耳屏内侧面，中线下端。主治单纯性肥胖病，嗜睡症，水肿，

内分泌功能紊乱。

※腮腺：位于对耳屏屏峰尖端。主治痄腮，皮肤瘙痒症，神经性皮炎。

※脑点：位于对耳屏内侧面上1/2处。主治失眠，多梦，疼痛性病症，眩晕，耳鸣，哮喘。

※牙痛点：位于脑干内下方0.2cm偏前处，与喉牙穴相对。主治牙痛。

※神经点：位于内鼻与咽喉连线中点。主治失语，失音，语言困难，聋哑，神经衰弱等。

※晕点：位于对耳屏外上方，缘中、脑干、枕3穴之间。主治头晕。

※平喘：腮腺向前下方0.2cm处。主治咳喘，遗尿，急惊风。

※睾丸：位于对耳屏的内侧前下方，腮腺穴向下0.2cm处。主治生殖系统疾病，头痛。

※兴奋点：位于对耳屏内侧面正中线底部。主治嗜睡症，夜尿症，肥胖症，阳痿。

※高血压点：位于外鼻的外下方。主治高血压。

※升压点：位于屏间切迹外下方。主治低血压。

※近视1：位于食道与口两穴之间。主治近视。

※近视2：位于脑与屏间两穴交界处。主治近视。

※遗尿点：位于脑点内侧约0.2cm处，兴奋点的外上方。主治遗尿，尿频等。

※降压点：三角窝内的外上角。主治高血压。诊断高血压，低血压。

※卵巢：位于三角窝中，内生殖器穴上、下方。上方代表对侧卵巢，下方代表同侧卵巢。主治不孕症。

※头昏点：位于降压点与盆腔连线中点。主治头昏，失眠，多梦。

※喘点：位于三角窝中，最凹陷处外侧0.2cm处。主治哮喘，肺气肿，气短等。

※风湿线：位于从锁骨穴到肘穴的一条线。主治风湿病，肩周炎等。

※肝阳1：位于耳轮结节上缘处。主治急、慢性肝炎。

※肝阳2：位于耳轮结节下缘处。主治急、慢性肝炎。

※枕小神经：位于耳轮结节上缘约0.2cm处的内侧面。主治痉挛，神经官能症。

※感冒点：位于对耳轮上脚上缘微前方的耳轮边缘处。主治各种感冒。

※迷走：位于对耳轮下脚内侧下方处。主治心肌病。

※神经官能点：位于耳轮脚起始部凹陷处。主治各种神经官能症。

※热点：位于对耳轮上脚内侧缘同一直线的耳轮处。主治皮肤病，脉管炎等。

※支点：膀胱穴与缘中连缘中点，在耳轮脚上。主治肝、胆、胃、肠疾患。

※前列腺：位于耳甲艇内上角。主治前列腺炎，前列腺肥大，尿路感染，性功能障碍。

※松肌点：位于胃穴的外侧。主治肝炎，肝硬化。

※血液点：位于脾穴的上方与颈穴同水平。主治各种血液病。

※膈：位于耳轮脚起始部凸起处中心。主治呃逆，黄疸，消化不良，皮肤瘙痒。

※胆道：位于右耳胰胆与十二指肠两穴之间。主治胆道结石。

※胰腺炎点：位于左耳胰胆与十二指肠两穴之间。主治胰腺炎。

※下垂点：位于胃上方十二指肠外侧。主治内脏下垂。

※牙痛奇穴：位于耳甲腔内，内分泌、三焦与内鼻3穴中间，找敏感点即是。主治各种原因引起的牙痛。

※支气管：位于肺区偏内侧1/3处，上下各一点。主治急慢性气管炎，支气管哮喘，伤风咳嗽等。

※结核点：位于肺穴区上下两方的中央，共有两点。主治肺结核。

※支气管扩张点：位于气管与支气管连线中点上1/3处向三焦方向移0.2cm。主治气管炎，支气管扩张，牙龈出血。

※甲状腺：位于颈椎穴之外上方，与颈穴平。主治甲状腺疾患，低血压，神经衰弱等。

※神经衰弱区：位于颈椎与枕、顶两穴之间。主治神经衰弱。

※喉牙：位于脑干外下方0.2cm偏前处。主治牙痛，咽喉痛。

※热穴：位于尾椎与腹连线中点。主治无脉症，脉管炎，急性腰扭伤等。

※便秘点：坐骨与交感连线为底边作等边三角形，顶点在对耳轮下角上缘处即是。主治便秘。

※肩关节：位于肩穴中点。主治肩周炎，肩关节扭挫伤。

※肾炎点：位于肩关节与锁骨连线中点外侧，近耳轮边缘。主治肾炎。

※乳腺：位于胸与胸椎两穴区的交接中点，内侧为乳腺穴，代表同侧乳腺；胸椎穴区中点外侧为外侧乳腺穴，代表对侧乳腺。主治乳腺炎，乳腺导管增生，缺乳或少乳等。

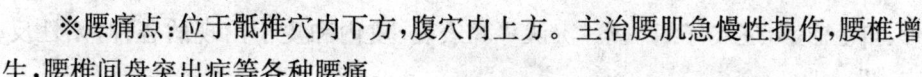

※腰痛点:位于骶椎穴内下方,腹穴内上方。主治腰肌急慢性损伤,腰椎增生,腰椎间盘突出症等各种腰痛。

※新眼:位于食道、贲门、肺3穴中间。主治屈光不正,眼底疾患。

※顶:位于颞与枕之间的下方。主治头顶痛。

※拔牙麻醉点1:位于耳垂1区的外下角。主治牙痛,拔牙。

※上颌:位于耳垂3区中点。主治牙痛,上颌关节痛。

※下颌:位于耳垂3区上部横线中点。主治牙龈炎,牙周炎,下颌关节炎。诊断牙痛。

※神经衰弱点:位于耳垂4区中点。主治神经衰弱。

※拔牙麻醉点2:位于耳垂4区外下角。主治牙痛,拔牙。

※退热穴:位于耳舟后隆起的上端。主治高热,上呼吸道感染,感冒发热,头痛,小儿上感发热等。

※头痛:位于三角窝后隆起的上部凸起处。主治各种原因引起的头痛。

※失眠穴:位于耳轮脚后沟尾部与对耳轮后沟交界处。主治失眠。

※健脾胃点:位于耳轮脚后沟中,当失眠穴与中背穴之中点,本穴与胃穴相对应。有健脾,益胃,增进食欲,帮助消化之作用。

※上背:位于耳背上方软骨隆起处。主治皮肤病,背痛,腹胀,坐骨神经痛。

※中背:位于上耳背与下耳背之间最高处。主治皮肤病,腹胀,腹泻,消化不良。

※下背:位于耳背下方软骨隆起处。主治皮肤病,背痛,咳喘。

第五节 耳诊法

一、望诊法

望诊是通过肉眼观察耳郭皮肤上出现变色、变形、丘疹、血管变化、脱屑等色泽形态改变的"阳性反应物",并依据其所在耳穴对疾病做出判断。《灵枢·本脏》曰"耳高者,肾高;耳后陷者,肾下;耳坚者,肾坚;耳薄不坚者肾脆……"

(一)望诊的方法

(1)医者两眼平视,以拇指和食指捏住耳部,顺着耳郭的解剖部位,由内而外、自上而下,逐穴仔细观察,辨认耳郭表皮、皮内和皮下出现的各种"阳性反应物"。

(2)发现有可疑"阳性反应物"后,用食指或中指顶起该部,然后用拇指对其上提、下拉、外展,由松而紧、由紧而松,仔细辨认阳性反应物的性质与部位。同时要双耳比较对照,排除假阳性。对病理性异常的部位、色泽及范围进行分析。

(3)观察耳甲腔、耳甲艇、三角窝等不易暴露之部位,可用中指顶起耳背使之暴露,或扩开暴露,以便进行观察。

(二)望诊的注意事项

(1)望诊时光线应充足,并且以自然光线为佳。耳郭采光取正面位置,对危重病人及夜间视诊可用手电筒在耳郭的背面作透光视诊。

(2)检查前应熟悉耳郭的解剖部位和耳穴的分布规律。注意个体差异,注意男女老幼不同的耳郭反应,区分耳郭解剖畸形。

(3)望诊前不要洗擦耳郭,以免皮肤充血变色或擦掉病理反应物,影响视诊的准确性。如耳郭凹陷部位有污垢,可用棉球沿着一个方向轻轻擦拭。

(4)正常人耳郭上常出现不同的反应,如痣、疣、色素沉着、白色结节、小脓疱、冻疮、瘢痕等。望诊时应力求排除"假象"。鉴别时可用看和压,看是将反应点与对侧耳郭对比看是不是假阳性;压是用探棒按压反应点,如是假阳性点则压之不痛。

(5)耳郭上的阳性反应物还与气候、出汗程度、工作环境等有关,春夏季耳郭皮肤偏湿,容易见到充血;秋冬季较干冷,耳郭皮肤干燥,由于血管收缩而致苍白,甚则因受冻而呈紫红色。此外,皮肤汗腺分泌旺盛者,耳郭油润;从事露天作业、日照较多的人,耳郭皮肤的色素沉着和角化都比较明显,分析时也应注意。

(三)辨颜色

1. 红色

红色为内热之征,多见于热病。

2. 白色

白色为内虚之征,多见于虚证。

3. 灰色

灰色为津伤之征,多见于热盛津枯之证。

4. 青紫色

青紫色为瘀阻之征,多见于惊证和瘀证。

(四) 辨形

1. 隆起

耳郭部位有一结节状或条索样纵横交错的线条隆起,病多为实证,如肝炎,胆石症,肿瘤疾病,颈椎病等。

2. 凹陷

耳郭部位有圆形或点状凹陷,病多为虚证,如肺结核等。

3. 丘疹

耳郭部位出现高于皮肤的点状隆起,多见于急性或慢性器质性病变及过敏性疾病,如妇科疾病,急慢性肠炎,急慢性阑尾炎,习惯性便秘,急慢性肾炎,膀胱炎,泌尿系感染,急慢性气管炎,心肌炎等。

4. 血管充盈

耳郭部位有圆形或条索状血管扩张,多见于热毒证或瘀血证,如冠心病,心肌梗死,支气管扩张,高血压等。

5. 皮肤脱屑

耳郭部有白色糠皮样或鳞片状脱屑,不易擦去。多见于热燥津枯之症,如各种皮肤病,郁证,不寐,心悸,更年期综合征,便秘等。

(五) 望各经病症耳郭反应区

1. 手太阴肺经病症

望诊时可见耳郭的肺区有阳性反应及相应病变部位出现阳性反应,如肺区反应呈点状或片状的白色,边缘清楚,或少数呈白色丘疹,有光泽,为慢性气管炎;肺区反应区呈白色点、片状,密集成片,边缘不清,为肺气肿;肺区反应点呈点状或丘疹样充血,有光泽,多为肺结核;在肺区出现一至数个针尖样凹陷,为肺结核钙化区。

2. 手少阴心经病症

望诊时见耳郭的心穴及相应病变部位的耳穴产生阳性反应。反应呈皱褶的圆圈,中心有光泽,或皱褶的中心呈白色,可见多梦、失眠、心律不齐、期外收缩等症;反应呈片状的白色,边缘不清,或片状的白色有光泽,为风湿性心脏病。

3. 手厥阴心包经病症

望诊时见耳郭的心穴产生阳性反应。如反应呈皱褶的圆圈、中心有光泽，或皱褶的中心呈白色，可见心律不齐、胸闷、心悸、心前区疼痛等。

4. 手阳明大肠经病症

望诊时见耳郭大肠穴及相应部位出现阳性反应。如反应呈片状充血，或少数丘疹样红晕，有光泽并有脂溢渗出为急性肠炎；阳性反应呈片状的白色，或呈糠皮样皮肤脱屑，无光泽为便秘；阑尾区呈点状凹陷或点状隆起，或见少数点状的白色，或少数点状黯灰色，为慢性阑尾炎。

5. 手太阳小肠经病症

望诊时见耳郭的小肠穴及相近病变部位的耳穴上产生阳性反应。如小肠区呈片状或丘疹样充血，或呈片状、丘疹样的红晕，有较多的脂溢渗出为慢性肠炎；反应呈片状充血，或少数丘疹样红晕，有光泽伴脂溢渗出，为急性肠炎。

6. 手少阳三焦经病症

望诊时见耳郭的三焦穴及相应病变部位的耳穴产生阳性反应。如反应呈点状白色，边缘红晕，或呈黯红色的点状，边缘整齐，为尿浊。

7. 足太阴脾经病症

望诊时见耳郭的脾穴、三焦穴及相应部位的耳穴上发生阳性反应。如反应呈片状样黯红色，或见片状的白色，边缘红晕，皮肤增厚，为脾大。

8. 足少阴肾经病症

望诊时见耳郭的肾穴及相应病变部位的耳穴上产生阳性反应。如反应呈点状或片状的红晕，有光泽为急性肾炎；反应呈片状的白色，或皱褶的圆圈，并有光泽，少数阳性反应呈丘疹样的白色为慢性肾炎；急性期阳性反应呈丘疹红晕，为肾盂肾炎。

9. 足厥阴肝经病症

望诊时见耳郭的肝区、胆区、胃区、肾区相应穴位上出现阳性反应。白色隆起在右耳为肝右叶大，在左耳为肝左叶大。在耳郭背面与肝区相对应区呈白色片状隆起，为肝大。

10. 足阳明胃经病症

望诊时见耳郭的胃穴及相应病变部位的耳穴发生阳性反应。如反应呈点状或片状的红晕，有光泽，为急性胃炎；在胃区的外缘，近对耳轮处，呈片状的白色隆起，边缘不清，为胃下垂；反应呈点状的白色，边缘不清，在胃区呈白色或黯灰色，边缘有红晕、有光泽的阳性反应，为胃溃疡。

11. 足太阳膀胱经病症

望诊时见耳郭的相应穴区,如膀胱区、肾区、臀区等出现阳性反应。如反应呈点片状红晕,或呈点状的白色,边缘红晕,少数阳性反应可见丘疹红晕并有光泽,为急性膀胱炎;反应呈片状的白色或白色丘疹,或皮肤呈皱褶样,表面不光滑为慢性膀胱炎。阳性反应呈点、片状的白色,或呈黯灰色,为膀胱结石。

12. 足少阳胆经病症

望诊时见耳郭的胆穴及相应病变部位的耳穴产生阳性反应。如反应呈点状或片状的红晕并有光泽,为急性胆囊炎。反应呈点状的白色,边缘红晕,为慢性胆囊炎。

二、触诊法

触诊法是用手指指腹触摸耳穴以发现形态改变的一种耳诊法。

(一)触诊的方法

(1)医者以拇指和食指触摸耳部,由内而外、由上而下,顺着耳郭的解剖部位逐穴仔细触摸,辨别耳郭表皮、内皮和皮下出现的各种阳性反应物。

(2)在望诊后发现可疑的阳性反应物,可用手指顶起该反应物所在部位仔细观察,再用拇指进行触诊,上下触摸,体会反应物的性质、范围,并且两耳对照观察,做出正确判断。

(3)发现皮下有结节、隆起、条状等反应物时,要辨认结节的大小、硬度、能否移动、边缘是否整齐清楚、有无压痛等。

(二)触诊阳性反应物的类型

(1)隆起可见点状隆起、片状隆起、条索状隆起、圆形结节、软骨增生等。
(2)凹陷可见点状凹陷、片状凹陷、线状凹陷等。
(3)水肿可见凹陷性水肿、水纹波动感等。
(4)耳郭局部质地变硬或变软,变厚或变薄。

(三)触诊的注意事项

(1)发现阳性反应物,进行综合分析,要与其他诊断方法综合辨证。
(2)区别阳性反应物是生理性还是病理性的。

三、压痛法

本法是用金属探棒或弹簧压力棒、火柴棍、镊子尖的凸面,均匀地按压耳穴区,通过寻找压痛点来诊断疾病的一种耳诊法。临床多用于急性炎症及疼痛病的探查及鉴别诊断。

(一)压痛方法

(1)医者两眼平视,以左手拇指和食指捏住耳部,右手持探棒,用力均匀,逐穴压迫耳穴,测其痛感,寻找痛点。

(2)临床上探查方法有两种,一种是根据症状、体征在某些穴区做重点探查;另一种方法为普遍探查法。重点探查某穴时,可用同样压力测其他几个对照穴,避免主观因素的干扰;普遍探查时,一般先探查内脏区即耳甲腔、耳甲艇、三角窝、耳舟、对耳轮、耳垂、耳屏,后再探查耳背,由上向下探查。

(3)找到压痛点后可以给一定的压力,压出一个压痕,为下一步治疗作准备。

(二)压痛法的类型及性质

1. 类型

疼痛的评级,一般以有压痛为阳性,据疼痛的性质、程度不同,可分为3级。

Ⅰ度:呼痛,但能忍受。

Ⅱ度:呼痛,同时出现皱眉、眨眼等轻微的痛觉反应。

Ⅲ度:不能忍受的剧痛,同时出现躲闪、出汗等较强的痛觉反应。

2. 性质

对于耳穴压痛点的出现,要根据脏象学说、现代医学理论以及耳穴的经验取穴等综合进行分析,做出临床诊断。一般情况下,可以参考以下几方面。

(1)人体患病时,耳郭上的压痛敏感点往往可以在多处出现,但Ⅲ度压痛点通常出现在与病变位置对应的代表区内。可在耳穴所在的区域内多按压几个点,让患者体会比较哪一点最痛,此点为敏感点。

(2)耳穴的压痛敏感现象,以症状发作时明显,以患病脏器同侧的相应耳穴反应尤甚。

(3)同一机体有多种疾病存在时,Ⅲ度压痛点总是在当前作为主要矛盾的疾病"代表区"内出现。主要矛盾改变,压痛敏感点的位置也随之变化。这在临床对病症的定位诊断和鉴别诊断上,具有重要意义。

(4)病程短者,压痛反应较明显;病程长者,耳郭压痛敏感程度明显减低。病情越重压痛反应越明显。临床以急性炎症、痛症的压痛反应最明显。病情好转,压痛反应随之减轻以至消失。

(5)人体的生理变化,特别是某些激素水平的变动,也能引起耳穴痛阈下降,但压痛敏感程度普遍比疾病时的压痛敏感程度低。

(三)压痛法的注意事项

(1)在触压耳郭穴区时,先用探棒在正常皮肤上点压,使患者熟悉正常压痛反应,然后再进行耳郭探压。耳郭上出现与正常压痛点反应不同的疼痛,即为阳性反应点。

(2)压痛法应用时,压力一定要均匀,最好用标有刻度的弹簧棒。切忌时轻时重,更要避免来自主观意识的探压。

(3)压痛点又是治疗点,所以一定要准确无误,才能提高疗效。

(4)要使病人精神放松,避免过度紧张,用力宜轻,否则会出现假阳性反应点。

(5)保持环境安静,避免暗示。

第六节 耳压的器具与操作

一、主要器具

1. 药丸

选取直径1~2mm光滑圆润珠体小丸为常用压耳药丸,既可使其对局部耳穴有较强的刺激作用,又可有效防止压伤耳部皮肤。常用的耳压药丸有王不留行籽、绿豆、急性子、白芥子、莱菔子、益智仁、黄荆子、六神丸、胃肠安、丹参滴丸等。使用前将药籽(中成药除外)放入沸水中2分钟,洗净后晒干,藏于瓶中备用。

2. 载药板

选取厚度为5mm以上的有机玻璃板,裁制成大小适中的方块,在有机玻璃板的一面刻划纵横平行线组成的方格,刻线的纵横间距均为5mm,深约1mm左右。再根据所选药丸的大小,在每一小方格的中央钻成与药丸直径相等、深约为药丸直径 3/4 的小坑备用。以利于耳压材料的制作及保存,使用时方便、简捷。

3. 胶布

最好选用抗过敏大块医用胶布,用于药丸在耳穴的贴敷。

4. 小刀

选取一把带尖的小刀,用于耳压材料的制作。

5. 镊子

选取平头镊子一把,用于夹取耳压材料。

6. 75%的乙醇棉球

用于耳郭消毒,同时擦洗皮脂以利胶布贴紧。

7. 探棒(可用火柴棒、圆头小木棒或毫针柄代用)

用于探寻耳郭敏感点。

二、常用药丸

1. 王不留行籽

为黑色珠形颗粒,味苦,性平,入肝、肾经。具有通乳消肿,行血调经之功。耳压用于各种病症。

2. 莱菔子

为黑色圆粒,味辛,性平,入脾、胃、肺经。具有下气定喘,化痰消食之功。耳压用于痰湿之证。

3. 急性子

为棕色圆粒,味微苦,性略温,入心、肝经。具有活血通经,软坚散结之功。耳压用于癥瘕之证。

4. 白芥子

为白色圆粒。味辛,性温,入肺经。具有豁痰利气,散结止痛之功。耳压用于积聚之证。

5. 绿豆

为绿色圆形颗粒,味甘,性寒,入心、胃经。具有清热解毒,祛暑止渴之功。耳压用于暑热之证。

6. 益智仁

为灰褐色扁圆形颗粒。味辛微苦,入脾、肾经。具有温脾暖肾,固气涩精之功。耳压用于元气不足之证。

7. 黄荆子

为棕色圆粒,味辛、苦,性温,入肺、胃、肝经。具有祛风除痰,行气止痛之功。耳压用于气滞之证。

8. 六神丸

成药,为棕色珠形微粒,味辛,性凉,具有消炎、止痛之功。耳压用于毒热之证。

9. 胃肠安

成药,为棕色圆珠形微丸制剂,有芳香化浊,理气止痛,健胃导滞之功。耳压用于湿阻中焦之证。

10. 丹参滴丸

成药,为棕色圆珠形滴丸,有活血化瘀,理气止痛之效。耳压用于气滞血瘀之痛证。

三、操作方法

(1)将已备好的药籽,铺满载药板上的小坑中,再用与载药板同样大小的胶布贴在载药板上,用小刀按刻线切割胶布,使胶布呈 5mm×5mm 大小的小块,备用。

(2)根据患者疾病状况及辨证结论,选择相应的刺激穴位。

(3)将患者耳郭用75%的乙醇棉球擦拭干净。

(4)用镊子夹取一小方备好的药籽胶布,对准选定的穴位直接贴压,贴好后,用手指由轻到重按压,使患者感到酸、麻、胀、痛为原则,按压穴位1~2分钟,必要时双耳贴压。

(5)嘱病人自己每日按压4~5次,3~5天换药籽一次,5~10次为1个疗程。视病情变化,治疗次数可增可减。

第七节 耳压疗法常用手法

耳压疗法是以持续均衡的压迫刺激耳穴,达到防治疾病的一种方法。其特点是作用较温和,无明显的补与泻的界限,基本上是平补平泻之法,补为微补,泻为微泻。从临床实践看,不同的病症需用不同的按压刺激手法。

一般选穴较多、操作力度较大、药籽更换频繁者为泻法;反之,选穴较少、按揉力度轻、频率低及更换药籽时间较长者为补法。耳压疗法通过温和的补泻之法调整人体机能,以达健身治病的目的,不会产生副作用。

一般来说,虚证、年老体弱者、儿童、孕妇常用较轻的按压刺激法,而不宜重压强刺激。年轻体壮、实证者应以重压强刺激手法。每次给予耳穴贴压后,尚需患者每日自行按压5～6次,施术手法应详细介绍给患者,使其细心体会掌握,方能收到较好的治疗效果。常用的耳压刺激手法有以下几种:

一、对压法

以左手或右手拇、食二指指尖或指腹置于耳郭的正面和背面。相对压迫已贴于耳穴上的药籽等其他贴压物,至患者耳郭或穴贴处出现沉、重、热、胀、痛感为度。有的患者痛阈较高,此时,拇、食二指可边压边左右移动,一旦出现痛胀感则保持二手指原位置,持续捏压20～30秒钟。也可在耳郭前面和后面相对贴压两个药籽(丸)进行对压。其刺激量则更大。用对压法将所取耳穴逐一按压完毕。一般每日需按压3～5次,每次每穴按压10～20下或持续压10～20秒。

本法为重压强刺激手法,属泻法,患者有较强烈的痛胀感,故适用于年轻体壮的实证患者,或剧痛症及急症病人。此法不仅能缓解内脏痉挛性疼痛,而且对躯体各类疼痛及急性炎症有较好的镇痛消炎作用。

二、直压法

以左手或右手食指指尖垂直于耳穴的角度按压贴好的穴位,至患者产生酸、痛、胀、热感,持续按压20～30秒,间隔数秒钟后重复按压,每穴4～6次,如此将所取耳穴按压完毕。每日需按压3～5次,每次每穴按压10～20下,或持续按压10～20秒。

本法刺激强度稍弱于对压法,也是一种较强的刺激手法,属泻法。适用于实证及体质较壮的患者。另外,有些耳穴如交感、艇角、耳中、内生殖器等耳甲艇、耳甲腔穴难以用对压法但又需要用强刺激手法时,多用直压法。

三、点压法

以左手或右手食指指尖垂直于耳穴的角度,一压一松,间断按压已贴好的穴位,每次按压间隔约0.5秒,反复持续点压,使之产生轻度酸、痛、胀感。点压用力不宜过重,以胀而不剧痛、略感沉重刺痛为宜。每次每穴点压20～30下。

一般每日点压3~5次。

本法是一种弱刺激手法,属补法。适用于各种虚证、慢性病、各类功能性疾病。

四、揉按法

用食指指腹轻轻将已贴压好的穴位压实,然后,指腹呈顺时针方向带动穴贴处皮肤旋转,以患者有胀、酸或微感刺痛为度,每次每穴揉按3~5分钟,每日3~5次。

此法刺激轻微,有补虚作用,属补法。适用于久病体弱、年老、孕妇、儿童及耳穴极敏感者。

第八节 耳压疗法的适应证与禁忌证

一、耳压疗法的适应证

耳压疗法适用于内、外、妇、儿、五官、皮肤等多科疾病的治疗。

1. 内科疾患

感冒,咳嗽,支气管哮喘,肺结核,心律失常,失眠,嗜睡,高血压,低血压,呕吐,胃下垂,便秘,细菌性痢疾,病毒性肝炎,慢性胆囊炎,胆石症,冠心病,高脂血症,糖尿病,肾小球肾炎,尿潴留,泌尿系结石,甲状腺功能亢进症等。

2. 外科疾患

阑尾炎,急性乳腺炎,肩周炎,落枕,颈椎病,痔疮,风湿性关节炎等。

3. 妇科疾患

月经不调,痛经,闭经,白带过多,功能性子宫出血,盆腔炎,不孕症,更年期综合征等。

4. 儿科疾患

流行性腮腺炎,小儿厌食,小儿遗尿,小儿夜啼,儿童多动症等。

5. 男科疾患

阳痿,遗精,精索静脉曲张症,前列腺炎,男性不育症等。

6. 五官科疾患

近视,麦粒肿,过敏性鼻炎,慢性咽炎,慢性扁桃体炎,中耳炎,耳鸣,耳聋,牙痛等。

7. 皮肤科疾患

带状疱疹,疣,荨麻疹,湿疹,皮肤瘙痒症等。

二、耳压疗法的禁忌证

耳穴治疗比较安全,没有绝对的禁忌证,但下列情况不宜使用。

(1)外耳患严重炎症,如耳郭湿疹、溃疡、冻疮破溃等。

(2)患有严重的器质性疾病。

(3)有习惯性流产的孕妇。

第二章 内科疾病的耳压疗法

第一节 感 冒

【概述】

感冒亦称伤风,为常见多发病,分为普通感冒和流行性感冒,属于中医"伤寒"和"温病"范畴。是由于细菌或病毒引起的一种呼吸道传染病。其临床表现以头痛、流涕、鼻塞、喷嚏、恶寒、发热等为主症。中医认为本病是感受风寒或风热,以及夹湿、夹暑等所致。其临床证候可分为风寒和风热两大类。

【耳诊表现】

肺区隐约可见横行青紫色静脉,缘中、内鼻、外鼻可见点状红色或黯红色斑痕,感冒点处可见片状不规则红色或黯红色改变。

【治疗方法】

疗法一

主穴:肺、感冒点、内鼻、外鼻、咽喉、肾上腺、耳尖。

配穴:咳嗽重者加气管;头痛重者加额、枕;四肢酸痛、乏力明显者加脾及相应部位耳穴。

方法:取主穴4~5穴,随症配1~2穴,用王不留行籽或六神丸贴压。按压手法以对压或直压法为主。高热者耳尖穴可点刺放血。每次取一侧耳穴,左右耳交替,2~3日1换。一般1周内痊愈。

疗法二

主穴:肺、内鼻、肾上腺、感冒点。

配穴:头痛加额、颞、枕;全身酸痛加肾、膀胱;咽喉痛、声音嘶哑加咽喉;咳嗽加气管、神门或角窝中;流清涕、泪加风溪;发热加耳尖、屏尖或耳背静脉点刺放血。

方法:取以上主穴,随症取配穴,探得耳穴最敏感点,用王不留行籽贴压。按压手法以对压或直压法为主。每日1次,两耳交替。

疗法三

主穴:肺、内鼻、气管、三焦。

方法:取主穴用王不留行籽贴压。按压手法以对压或直压法为主。高热者用六神丸贴压。每日 2～3 次,每次 3～5 分钟,2 日 1 换。

疗法四

主穴:肺、脾、内鼻、肾上腺、内分泌。

方法:取以上主穴,探寻耳穴敏感点,用王不留行籽贴压。每日 3～5 次,每次每穴 1 分钟左右,两耳交替取穴,贴压 3～4 天更换 1 次。

疗法五

主穴:感冒点(双)。

配穴:风寒型感冒加肺、气管、内鼻、脾、胃等;风热型感冒加肺、内鼻、三焦等。

方法:取以上主穴,随症取配穴,探得耳穴最敏感点,用王不留行籽贴压。每日定时按压 3～5 次,每次 3～5 分钟,以巩固疗效。

疗法六

主穴:肺、感冒点、肾上腺。

配穴:发热者耳尖放血;鼻流清涕、流泪加风溪;咽喉痛加咽喉;全身酸痛加相应部位;头痛加枕小神经、额。

方法:取以上主穴,随症取配穴,每次约选 3～5 穴,探得耳穴敏感点,用王不留行籽贴压。每日 1 次,每日按压数次。发热者用三棱针点刺耳尖,放血 2～3 滴。

疗法七

主穴:肺、气管、咽喉、内鼻、肾上腺、支气管、大肠。

配穴:头痛加额、神门;发热加耳尖、屏尖放血;食欲不振、便秘、腹胀加胃、脾、胰胆。

方法:取以上主穴,随症取配穴,探得耳穴敏感点,用王不留行籽贴压。

【备注】

耳压疗法对本病不仅有治疗作用,还有预防作用。身体虚弱经常感冒者,或在感冒流行期间,取肺、脾、肾 3 穴用王不留行籽贴压,或按摩双耳屏区、耳尖区,可以预防该病发生。

第二节　咳　嗽

【概述】

咳嗽是机体对侵入气道病邪的保护性反应。中医将有声无痰称咳,有痰无声称嗽。临床上二者常并见,统称咳嗽。凡外感或内伤导致肺气上逆,便致咳嗽。

中医认为本病多为外邪侵袭,肺气失宣所为,也可由于脏腑功能失调,累及肺脏,肺气失其肃降而发生。凡由外感受邪引起的咳嗽,称外感咳嗽。凡由脏腑功能失调引起的咳嗽,称为内伤咳嗽,一般起病较慢,往往有较长的咳嗽病史和其他脏腑失调的证候。外感咳嗽失治或治之不当,日久不愈,易发展为内伤咳嗽。

【治疗方法】

疗法一

主穴:肺、大肠、神门、对屏尖。

配穴:咳嗽频繁加下屏尖、内分泌、支气管;痰多加肺、口;发热加耳尖放血;胸闷胁痛加下屏尖;咽喉疼痛加咽喉、扁桃体;鼻塞加外鼻、内鼻;过敏性、刺激性痉咳加结节、内分泌。

方法:取以上主穴,随症取配穴,探得耳穴最敏感点,用王不留行籽贴压。每日按压5次,每穴2分钟。2~3天更换,一般换1~2次即可,为巩固疗效可换5次。

疗法二

主穴:肺、咽喉、皮质下、神门。

配穴:喘加平喘;流涕喷嚏加外鼻;扁桃体肿大加扁桃体;胃不和加胃区。

方法:取以上主穴,随症取配穴,探得耳穴最敏感点,用王不留行籽贴压。每天按压3次,每次每个穴按压40~50次,双耳交替贴压,每隔3天换1次,5次为1个疗程。疗效间隔3天,再行下1个疗程。

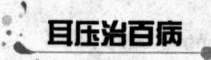

第三节 支气管炎

【概述】

支气管炎是常见多发病。临床上分为急性支气管炎和慢性支气管炎。急性支气管炎病变在支气管黏膜,当人体抵抗力减弱时,潜伏于呼吸道内的细菌即乘机侵入气管黏膜而引起本病;慢性支气管炎多由急性支气管炎转变而来,亦可继发于呼吸系统的其他疾病。

中医认为急性支气管炎属于"外感咳嗽"范畴,多因外邪袭肺而伴有表证。慢性支气管炎属于"内伤咳嗽"、"痰饮"范畴,多因脾、肾先病,而累及于肺所致。

【耳诊表现】

气管穴区呈片状密集黯红色皱褶。

【治疗方法】

疗法一

主穴:肺、气管、肾上腺、内分泌、神门、大肠。

配穴:痰多加脾穴;喘重加对屏尖、交感;咽痒重者加咽喉;发热者加耳尖;咳喘日久加脾穴、肾穴。

方法:取以上主穴,随症取配穴2～3穴,用王不留行籽或六神丸贴压为佳。手法以对压或直压法为主,每次取一侧耳穴,左右耳交替,3～5日1换,5次为1个疗程。

疗法二

主穴:肺、气管、内分泌、肾上腺、神门。

配穴:咳重者配交感、皮质下、缘中、枕、耳迷根;喘者配对屏尖、咽喉、交感、角窝中、前列腺;痰多配脾、交感、大肠;气虚者加脾、肾;发热者加耳尖或耳背静脉放血。

方法:取以上主穴,随症取配穴,探得耳穴最敏感点,用王不留行籽贴压。按压手法以对压或直压法为主。每日1～2次。

疗法三

主穴：双侧支气管、肺、肾上腺、神门、咽喉。

配穴：急性支气管炎加肺、内鼻；慢性支气管炎加肾、脾。

方法：取以上主穴，随症取配穴，探得耳穴最敏感点，用王不留行籽贴压。急性支气管炎用直压法，每日2～3次，每次3～5分钟，每2天换1次药丸。慢性支气管炎用揉按法，每日1次，每次1～2分钟，每3天换1次药丸。

疗法四

主穴：神门、肝、肾、皮质下、内分泌、肾上腺、平喘、肺。

方法：取以上主穴用王不留行籽贴压。左右耳交替，隔日调换1次，每日按压4～6次，以微痛为度。

疗法五

主穴：咽喉、肺（双）、皮质下、平喘、气管、神门、枕。

配穴：发热头痛加热点、额；喘甚加喘点、肾；鼻塞流涕加内鼻、外鼻；饮食减少加脾、胃；过敏引起的哮喘加风溪、激素点。

方法：取以上主穴，随症取配穴，探得耳穴最敏感点，用王不留行籽贴压。每天3～4次，两耳交替按压。10天为1个疗程。

疗法六

主穴：支气管、肾上腺、前列腺。

配穴：痰多加脾，有啰音加肺。

方法：取以上主穴，随症取配穴，用王不留行籽或白芥子贴压。双耳交替取穴，每5天更换1次，5次为1个疗程。

疗法七

主穴：肺、气管、肾上腺、对屏尖、交感。

配穴：喘息气促加肾；咳甚痰多加脾、肾；胸闷加心、胸椎；发热加耳尖放血。

方法：取以上主穴，随症取配穴，探得耳穴敏感点，用王不留行籽贴压。每次取一侧耳穴，嘱患者不时用手按压所贴穴位以加强刺激，3天后除去，改贴另一侧耳穴，两耳交替应用。

疗法八

主穴：咽喉、气管、肺、大肠、肾、内分泌。

配穴：咳重加脑点；喘重加平喘；痰多加脾。

方法：取以上主穴，随症取配穴，探得耳穴最敏感点，用王不留行籽贴压。每日轻轻按压3～5次，每次5分钟。5周为1个疗程。

【备注】

适用于治疗本病的穴位很多,要选准敏感点方可提高疗效。耳压疗法对本病的效果是肯定的,尤其对慢性患者,主要通过提高免疫力,增强体质,从而逐步消除和控制炎症,改善全身的状况。

第四节 支气管哮喘

【概述】

支气管哮喘属于中医"哮喘"范畴。其临床以阵发性呼吸困难,呼气延长,喉中有哮鸣声为主症。多发生于体质过敏的人,因花粉、鱼、虾等过敏而引起,每因气候变化、情绪波动、上呼吸道感染而诱发。

中医认为,引起支气管哮喘的原因很多,如寒热痰湿,饮食不节,但归根结底主要是脾、肺、肾三脏功能失调所致。脾主运化,运化水谷及水液;肺主宣发肃降,司呼吸;肾主纳气,温煦蒸腾气化。若脾虚运化失司则水湿内停,为生痰之源;肺失肃降,呼吸不利,乃为贮痰之器;肾不纳气则气逆为喘,肾失蒸腾气化,水湿内聚,痰气交阻每遇外邪则引动而发。痰随气升,气因痰阻,阻于气道,咳喘痰鸣,甚者难以平卧。

【耳诊表现】

喘点处呈针尖样圆形隆起,周围有光泽,若病史长者,可于气管处见1～3mm大小白色圆形隆起,按之无痛感。

【治疗方法】

疗法一

主穴:肺、气管、对屏尖、肾上腺、内分泌、平喘、神门、枕、内分泌、大肠、喘点、肾、支气管、交感。

配穴:虚证加脾、肾。

方法:取主穴5～6穴,根据病情随症选取配穴,用王不留行籽贴压,以对压或直压手法按压,每次取一侧耳穴。寒哮选用莱菔子做药丸;热哮则可选六神丸做药丸。每日2～3次,每次3～5分钟,每2天换1次药丸。

疗法二

主穴:神门、喘点、平喘、皮质下、肾上腺、肺、支气管扩张点、支气管、气管。

方法:取以上主穴5～6个,用王不留行籽贴压。两耳交替,4～5天1换,10次为1个疗程。

疗法三

主穴:交感、神门、枕、平喘、肺、大肠、气管、支气管、内鼻、肾、三焦、肾上腺、咽喉、口。

方法:取主穴5～6穴,用王不留行籽贴压。每周换2次,左右耳交替,重者双侧同时贴压。每天至少按压3～4次,每次5～10分钟,哮喘发作严重者可按压半小时。

疗法四

主穴:肺、肾上腺、交感、对屏尖、前列腺。

配穴:神门、枕、内分泌、风溪、大肠、角窝中、耳迷根、气管、脾、肾、三焦、咽喉、口。

方法:取主穴,根据病情随症选取配穴5～6穴,用王不留行籽贴压,以对压或直压手法按压,每次取一侧耳穴,双耳交替,发作时每天1～2次,症状稳定后每天1次。

疗法五

主穴:肺、气管、对屏尖、肾上腺、内分泌、风溪、交感。

配穴:哮喘重者加神门、枕;痰多者加脾穴;反复发作日久者加肾;兼便秘者加大肠。

方法:取主穴5～6穴,根据病情随症选取配穴,用王不留行籽贴压,以对压或直压手法按压,每次取一侧耳穴,哮喘重者亦可双侧耳穴同取。3～5日1换,5次为1个疗程。

第五节 肺结核

【概述】

肺结核是由结核杆菌引起的慢性肺部传染病,常在机体抵抗力低下的时候发病,多呈慢性过程。少数可急起发病,出现咳嗽、咳痰、痰中带血、午后潮热、周身乏力等症状。临床将初次感染而在肺内发生的病变称为原发性肺结核。发生于曾受过结核菌感染的成年人,人体对结核菌具有免疫能力和过敏性反应,病灶局限,容易发生干酪样坏死和形成空洞,称为继发性肺结核。

肺结核属中医学"肺痨"范畴,又称"传尸"、"劳嗽"等。主要因体质虚弱,痨虫侵袭肺部,病位在肺,后期多发展为肺、脾、肾三脏同病,阴损及阳,终至阴阳两虚。

【耳诊表现】

肺结核活动期可于肺区见有血脂样光泽的呈点状或片状的红晕充血;好转后色泽由红色变为褐色,局部略有凹陷;钙化或形成空洞后光泽消失,凹陷进一步加深,并可分散为行。

【治疗方法】

疗法一

主穴:肺、脾、肾、神门、内分泌。

方法:取全部主穴,以王不留行籽贴压,用揉按法,揉按药丸1~2分钟,每日2次,每2日更换药丸1次。

疗法二

主穴:肺、气管、肾上腺、交感。

配穴:咳甚、痰多加肺、三焦;咳血加脾;神疲乏力加脾、肾;潮热盗汗加内分泌。

方法:取以上主穴,随症取配穴,探得耳穴敏感点,用王不留行籽贴压。隔日1次,10次为1个疗程,连续治疗。

疗法三

主穴:肺区敏感点、结核点、肾、内分泌、大肠。

配穴:痰中带血、低热甚者加心、耳中、交感;咳喘者加平喘、枕;久咳短气、食欲不振者加脾胃;心烦、失眠者加神门、皮质下。

方法:取以上主穴,随症取配穴,探得耳穴最敏感点,用王不留行籽贴压。按压手法以对压或直压法为主。10次为1个疗程。

【备注】

耳穴疗法对本病主要起辅助治疗作用,改善症状较明显。

第六节 咯 血

【概述】

咯血为临床常见症状,多种呼吸系统疾病和少数心血管疾病均可见之。如肺结核、支气管扩张、慢性支气管炎、肺化脓症,以及风湿性心脏病二尖瓣狭窄等都可引起。咯血量多少不一,血为鲜红色。

中医认为凡燥伤肺络,肝火犯肺,阴虚火旺等都可导致咯血。

【治疗方法】

疗法一

主穴:肺、气管、肾上腺、交感。

配穴:伴咳喘者加对屏尖、神门;心悸、水肿者加心、肾。

方法:取以上主穴,随症取配穴,探得耳穴敏感点,用王不留行籽贴压。每3天1换。每天用手指按压2~3次,每次1~3分钟。

疗法二

主穴:气管、肺、耳中、神门、皮质下、枕穴。

方法:取以上主穴3~5个,用王不留行籽贴压。按压手法以对压或直压法为主。隔日换对侧耳穴,止血后酌情再施术2~3次。

【备注】

耳穴疗法对咯血收效快,小量咯血可单独使用,对大量咯血应配合药物治疗。

第七节 胃脘痛

【概述】

胃脘痛又称胃痛。临床上比较常见的有急、慢性胃炎,胃或十二指肠溃疡

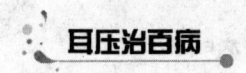

及胃神经官能症等,以胃脘部经常疼痛为其特征。

中医认为,本病的发生原因是由于情志抑郁,肝气不舒;或因情志失常,气机逆乱,损伤脾胃;或因饮食不节,饥饱失常,过食辛辣、生冷等食物,以致损伤脾胃,引发本证。主要表现为胃脘部疼痛,有嗳气吐酸,腹脘胀闷,重则呕吐,甚至呕血,大便呈黑色,似酱油样。

如果胃脘部疼痛剧烈,应迅速到医院进一步检查治疗。

【耳诊表现】

胃区呈粟粒样隆起,尖白色,周围淡红有光泽,拒按,推之可移动。胃区耳轮角消失处增宽、增厚,呈黯红色,幽门区呈黯红色、略有光泽。

【治疗方法】

疗法一

主穴:胃、脾、肝、胰、胆。

配穴:虚证配肾;实证配三焦、大肠;痛甚加神门、耳垂,便秘加肛门、直肠、大肠、肺。

方法:取以上主穴,随症取配穴,探得耳穴最敏感点,用王不留行籽贴压。

疗法二

主穴:脾、胃、神门、交感、皮质下。

配穴:寒邪犯胃加贴热点;饮食停滞加大肠穴;肝气犯胃加三焦穴;肝胃郁热加大肠、三焦;瘀血停滞加内分泌;胃阴亏虚加肾;脾胃虚寒加贴热点。

方法:取主穴4～5个,用王不留行籽贴压,可用双耳同取。中等力度揉按耳穴,每日4～5次,每2天更换药丸1次。

疗法三

主穴:胃、脾、肝、腹。

方法:取以上主穴,探得耳穴最敏感点,用王不留行籽贴压。

第八节 慢性胃炎

【概述】

慢性胃炎是指胃黏膜上皮遭受到各种致病因子的经常反复侵袭,发生持续性慢性炎症性病变。是一种常见的多发病,其发病率居各种胃病之首。慢性胃炎可分为浅表性胃炎、萎缩性胃炎和肥厚性胃炎。临床缺乏特异性症状,患者常以胃脘胀闷、胃痛、嗳气、食欲不振、吞酸等症状就诊。

本病属中医"胃脘痛"、"心腹痛"范畴。多因急性胃炎转变所致,或因情志不遂,或因饮食不节,或长期进食刺激性食物而患病。

【治疗方法】

疗法一

主穴:胃、脾、皮质下、耳中、耳迷根、交感。

配穴:疼痛剧烈者加神门;萎缩性、胆汁反流性胃炎加胰、胆、内分泌;腹胀痛甚、嗳气反酸频者加肝、艇中、三焦。

方法:取以上主穴,随症取配穴,探得耳穴最敏感点,用王不留行籽贴压。按压手法以对压或直压法为主。每天治疗1~2次。

疗法二

主穴:胃、脾、皮质下、神门、交感。

配穴:腹胀甚者加腹、三焦;嗳气、反酸者加肝;呕吐者加贲门;萎缩性胃炎加胰、胆、内分泌。

方法:取以上主穴,随症选2~3个配穴,用王不留行籽贴压,实证用对压或直压强刺激手法;虚证用点压弱刺激手法,每次选一侧耳穴,3~5日1换。左右耳交替。10次为1个疗程。

第九节 胃、十二指肠溃疡

【概述】

胃及十二指肠溃疡又称消化性溃疡病。本病属中医"胃脘痛"或"肝胃气痛"范畴,临床表现以胃脘部疼痛为主症。疼痛与进食有关,并伴有嗳气、吐酸水。多见于青壮年,秋、冬季容易发作。中医认为本病是由于脾胃虚弱,饮食不节,情志不舒,气滞血瘀,络脉受损所致。

【耳诊表现】

胃溃疡在胃区可看到白色点片状或黯灰色,边缘红晕有光泽;十二指肠球部溃疡有时可在十二指肠区看到白色或黯灰色点片状边缘红晕,整齐有光泽,少数见丘疹。

【治疗方法】

疗法一

主穴:胃、十二指肠、交感、皮质下、口。

配穴:胃脘胀痛连胁者加肝、三焦;胃脘隐痛,喜暖畏寒者加脾和耳迷根;胃脘隐隐灼伤,口干唇燥,饥而不欲食者加胰、胆、内分泌;疼痛剧烈者加神门、心或耳迷根;溃疡活动期出血者加耳中、脾。

方法:取主穴,随症选1~2个配穴,用王不留行籽贴压。用对压或直压手法。每次取一侧耳穴。双耳交替,3~5日1换,10次为1个疗程。

疗法二

主穴:胃、腹、十二指肠、脾。

配穴:恶心、呕吐加食道;脾胃阳虚加肾、胸;消化不良加小肠。

方法:取以上主穴,随症取配穴,探得耳穴敏感点,用王不留行籽贴压。每天用手指按压2~3次,每次1~3分钟,单耳或双耳交替使用。每2~3天1换。

疗法三

主穴:胃、十二指肠、脾、交感、皮质下。

配穴:疼痛剧烈者加神门;胃脘胀痛连胁者加肝、三焦;溃疡活动期出血者去交感加耳中。

方法:取主穴4~5个,随症选1~2个配穴,多用王不留行籽贴压,发作期宜用对压或直压手法强刺激,缓解期可用按摩法行弱刺激手法。每次取一侧耳穴。双耳交替,3~5日1换,10次为1个疗程。

疗法四

主穴:胃、十二指肠、交感、皮质下、前列腺。

配穴:神门、脾、小肠、耳迷根;腹胀加三焦、脾;消化吸收不良加胰、胆、小肠。

方法:取以上主穴,随症取配穴,探得耳穴敏感点,用王不留行籽贴压。

第十节 呃 逆

【概述】

呃逆,西医称为膈肌痉挛,是一种不自主的膈肌间歇性收缩而引起的疾病。轻者可自行缓解,严重者,常发生于急性病或慢性重病的危重期。呃逆昼夜不停,间歇发作数月不止,影响饮食和休息,甚为痛苦。中医认为本病主要是胃气上逆所致,如饮食不节,突然吸入冷空气;或情志不舒,肝郁气滞,胃失和降;或久病脾阳衰惫,痰浊中阻;或热病耗伤胃阴,虚火上逆等均可导致发病。

【耳诊表现】

胃区白色或黯红色,皮下多有可移动之粟粒样结节,按之剧痛。脾区呈黯红包片状。

【治疗方法】

疗法一

主穴:神门、耳中、皮质下、胃。

方法:取以上主穴,随症取配穴,探得耳穴最敏感点,用王不留行籽贴压。每日自行按压3次,每次10余下。

疗法二

主穴:膈、胃、神门、脑点、脾、肝。

配穴:寒邪犯胃则加贴热点;胃中燥热加咽、皮质下;肝气犯胃则加交感;正气亏虚则加心穴。

方法:取主穴4~5个,随症选1~2个配穴,用王不留行籽贴压,双耳同取。手法多用对压或直压手法,中等刺激。每日8~10次,每2天更换药丸1次。

疗法三

主穴:膈、胃、小肠。

配穴:交感、肝、胆。

方法:取以上主穴,随症取配穴,探得耳穴最敏感点,用王不留行籽贴压。每次每穴按压1~5分钟,每日3~5次,按压力度以患者能耐受为度。

疗法四

主穴：耳中、胃、神门、交感、皮质下、肝。

方法：取主穴4～5个，用王不留行籽贴压，可取一侧耳穴，亦可双耳同取。手法多用对压或直压于法，强刺激。对于呃声低沉无力、神疲形枯的虚证，可用点压手法或按摩法。一般在发作时贴压，持续按压数分钟至呃逆停止。

疗法五

主穴：耳中、胃、皮质下。

配穴：情志不和引起的呃逆加肝；饮食不节引起的呃逆加脾、小肠；正气亏虚引起的呃逆加屏尖。

方法：取以上主穴，随症取配穴，探得耳穴敏感点，用王不留行籽贴压。每天用手指按压施术部位2～3次，每次1～3分钟，双耳或单耳交替使用，每2～3天1换。

疗法六

主穴：膈穴。

方法：医者以左手拇、食指分别捏住患者的左耳耳郭部，再以右手持火柴棒或大头针等物，用手按压膈穴，以中等指力，持续按压约1分钟，如不止，可更换对侧耳膈穴，方法同前。

疗法七

主穴：耳中、胃、肝、脾、耳迷根、神门、交感、皮质下。

方法：取以上主穴3～5个，用王不留行籽贴压。按压手法以对压或直压法为主，强刺激。

疗法八

主穴：呃逆穴（位于耳轮脚消失处，胃穴向前伸展即见）。

方法：取单侧或双侧穴位，用火柴棍或大头针钝头，由轻至重按压，按压强度以患者有疼痛感为准，一般按压10～30秒即愈，1次未愈，可隔3～5分钟再按。

第十一节 呕 吐

【概述】

呕吐是一种反射性动作，借以将胃中的内容物从口腔中突然排出。中医认为病因主要是胃失和降,胃气上逆所致。多因胃腑被外邪所伤,或饮食不洁,过食生冷之物损伤脾胃;或痰饮内阻,肝气犯胃等脏腑病邪干扰所引起;或因饮食不节,食滞伤胃,或脾胃虚弱,胃阳不足所致。

【治疗方法】

疗法一

主穴:口、食道、神门、枕、交感、皮质下。

配穴:肝气犯胃引起的呕吐恶心加肝、三焦;脾胃虚寒引起的可加脾、肾;胃阴不足加内分泌。

方法:取以上主穴,随症取配穴,探得耳穴敏感点,用王不留行籽贴压。每天用手指以中等力度揉按耳穴5~6次,每次1~3分钟,每2天1换。

疗法二

主穴:贲门、食道、胃。

配穴:肝气犯胃引起的呕吐恶心加肝;饮食不节引起的可加脾、小肠。

方法:取以上主穴,随症取配穴,探得耳穴敏感点,用王不留行籽贴压。每天用手指按压耳穴2~3次,每次1~3分钟,以上治疗方法双耳或单耳交替使用,每2天1换。

疗法三

主穴:胃、神门、耳中、交感、枕。

配穴:神经性呕吐加皮质下或肝;胆道炎症所致者加肝、胰、胆;呕吐痰涎者加脾;伴头晕者加缘中。

方法:取以上主穴,随症取配穴,探得耳穴最敏感点,用王不留行籽贴压。按压手法以对压或直压法为主。每日按压(揉)3~6次,或发作即按,刺激由轻渐重。孕妇不宜强刺激。

第十二节　胃下垂

【概述】

胃下垂是指人体站立时,胃的下缘抵达盆腔,胃小弯弧线最低点低于髂嵴连线以下者。多见于体型瘦长的人、生育多的妇女、有消耗性疾病、腹壁松弛或较薄的人易患此病。轻者没有明显的临床症状,重者可有上腹部不适,胃脘隐痛,腹胀,饭后加重,平卧可减轻,可伴有消化不良、食欲减退、消瘦、乏力、嗳气、恶心、便秘、头晕、低血压、心悸等症状。

胃下垂属中医"痞满"、"胃脘痛"、"腹胀"等范畴。本病病因为先天禀赋不足,体质虚弱;后天饮食失节,情志所伤,脾胃失和;大病久病之后,耗伤中气,从而升举无力。

【耳诊表现】

胃区外缘近对耳轮处呈梭形或近半月形隆起,触之不活动,亦无压痛感,隆起大小与病程和下垂度成正比。

【治疗方法】

疗法一

主穴:下垂点、胃、肝、肺、脾、肾、耳迷根、皮质下。

配穴:不思饮食者加胰、胆、三焦,伴便秘者加大肠。

方法:取以上主穴,随症取配穴,探得耳穴最敏感点,用王不留行籽贴压。按压时嘱患者作腹式深呼吸运动,每天按压3次,每穴60下,10次为1个疗程。

疗法二

主穴:脾、胃、肺、神门。

方法:取以上主穴,用王不留行籽贴压,行点压手法。中弱刺激为佳,每次取一侧耳穴,左右耳交替,药丸2日1换。

疗法三

主穴:脾、胃、耳中、交感、皮质下。

配穴:纳少、腹胀加三焦穴;便秘加大肠。

方法:取以上主穴,随症选1~2个配穴,用王不留行籽贴压,行点压手法。中弱刺激为佳,每次取一侧耳穴,左右耳交替,3~5日1换,10次为1个疗程。

疗法四

主穴:胃、脾、腹、耳中。

配穴:便秘加三焦、直肠;腹泻加大肠;眩晕心悸时可加神门。

方法:取以上主穴,随症取配穴,探得耳穴敏感点,用王不留行籽贴压。每天1换或隔天1换,每天用手指按压2~3次,每次1~3分钟,以加强刺激。

第十三节 便 秘

【概述】

便秘是指大肠传导功能失常所造成的大便秘结不通、干燥、坚硬、数日不下；或粪便干燥、排便艰涩不畅；或无力排解大便。常见原因有不规则排便习惯、不良生活习惯、不良饮食习惯及精神忧郁，或过分激动，或精神过分集中，其中最主要的原因是不规则的排便习惯，经常不定时或不及时排解大便，使便意缺乏，造成直肠对粪便的充胀刺激感受处于麻痹状态，引起直肠排便反射迟钝和丧失。

中医认为本病是由于各种原因引起大肠传导功能失常所致。

【耳诊表现】

大肠区、小肠区、肺区可呈枯燥无光或有不易擦掉的糠皮样脱屑。便秘点呈点状，黯红色。

【治疗方法】

疗法一

主穴：便秘点、直肠、大肠。

配穴：脾胃虚弱者加脾、胃。

方法：取以上主穴，随症取配穴，探得耳穴最敏感点，用王不留行籽贴压。每次取一侧耳穴，每日晨起、饭后、睡前按压穴位，要有痛、胀、热感，按压15分钟，3天后换贴另一耳，5次为1个疗程。

疗法二

主穴：大肠、直肠。

配穴：胃肠积热加便秘点；气血不足加肺、脾、血液点。

方法：取主穴5～6个，随症配1～2个配穴。用王不留行籽贴压，直压或点压刺激手法，每次取双侧耳穴，2日1换药丸。

疗法三

主穴：大肠、直肠、腹、艇中。

配穴：久病体弱、年老或产后者加脾、胃、内分泌、皮质下；实证加肺、三焦。

方法：取以上主穴，随症取配穴，探得耳穴最敏感点，用王不留行籽贴压。每次取双耳，5～7天换药1次。换药前的2天嘱患者自行取掉，以免造成耳郭骨膜炎症。

疗法四

主穴：大肠、直肠、三焦、交感、皮质下、便秘点、肺。

配穴：伴腹胀胸满、气窜顶胀、心烦者加肝、腹；气短、肢体乏力者加脾；恶心、嗳气者加胃；肛裂者加肛门。

方法：取主穴5～6个，随症配1～2个配穴。用王不留行籽贴压，直压或点压刺激手法，每次取一侧耳穴，双耳交替，2～3日1换，10次1个疗程（大便前按压有助于排便）。

疗法五

主穴：大肠、便秘点、脾、直肠。

配穴：热秘加耳尖、肾上腺、热点；气秘加肝、交感；虚秘加肾、小肠、脾；冷秘加肾、肾上腺。

方法：取以上主穴3个，配穴2个，随症取配穴，用王不留行籽贴压。每次取一侧耳穴，嘱患者每天每穴按压5次，每次4分钟，隔天换贴1次，7天为1个疗程。

疗法六

主穴：大肠、直肠、便秘点、耳迷根。

配穴：因邪热壅滞大肠者（口干、口臭、烦热、粪质干燥等）加肺、耳尖放血；因肝气郁结（两胁胀满，腹胀，情绪不舒等）加肝、三焦、缘中；因气虚肠道传送无力者（多见于老人、病后体虚）加肺、脾、皮质下；因气虚阴亏，肠道失润所致者，加肾、内分泌、胰、胆。

方法：取主穴，随症配穴。用王不留行籽贴压，直压或点压刺激手法，每次取双侧耳穴，2日1换药丸。5～10次为1个疗程。孕妇便秘不宜用耳穴疗法。

疗法七

主穴：脾、大肠、胃、直肠。

方法：取以上主穴，探寻耳穴敏感点，用王不留行籽贴压。以手压揉3～5分钟，每次保留3天，15天为1个疗程。

疗法八

主穴：直肠、交感、皮质下。

配穴：大肠、小肠。

方法：取以上主穴，随症取配穴，探得耳穴最敏感点，用王不留行籽贴压。

疗法九

主穴：直肠、大肠、便秘点、肺、内分泌。

方法：取以上主穴，探寻耳穴敏感点，用王不留行籽贴压。早晚按压1~2分钟，3天换王不留行籽1次，两耳交替进行。

疗法十

主穴：大肠、腹、直肠、皮质下。

配穴：实热型加耳尖放血，耳穴加肝、胰、胆、胃、三焦；肠道气滞型加肝、脾、胃、三焦；脾虚气弱型加脾、肺；脾肾阳虚型加脾、肾；阴虚肠燥型加肝、脾、肾。

方法：取以上主穴，随症取配穴，探得耳穴最敏感点，用王不留行籽贴压。每天至少按压4~5次，每次约5分钟，至耳郭有胀痛发热的感觉，特别是饭后及睡前。每次1只耳郭，隔日更换另1只耳郭，10次为1个疗程。

疗法十一

主穴：实秘取大肠、直肠、便秘点、交感、肺、胰、胆；虚秘取脾胃、肾穴、大肠、直肠、皮质下、便秘点。

方法：取以上主穴，探寻耳穴敏感点，用王不留行籽贴压。逐穴揉压共5~10分钟，每日揉压2~4次，3日为1个疗程。3日后仍便秘者可换另一侧耳穴治疗。

疗法十二

主穴：直肠、大肠、皮质下。

配穴：热结便秘加肺；气血两亏加脾、肾。

方法：取以上主穴，随症取配穴，探得耳穴敏感点，用王不留行籽贴压。每天在耳穴按压2~3次，每次1~3分钟，双耳或单耳交替使用，每2~3天1换。

疗法十三

主穴：大肠、小肠、肺、三焦。

配穴：内分泌、交感、脾、胃、腹、肝。

方法：取以上主穴，随症取配穴，探得耳穴最敏感点，用王不留行籽贴压。嘱咐病人用手指按摩药粒，每天数次，每次按压时间约1~2分钟，可根据耐受程度加大刺激量，有利于提高疗效；3~7天更换一次。

疗法十四

主穴：脾、大肠、三焦、直肠。

配穴:肺、肾、胃、膀胱、交感等。

方法:取以上主穴,随症取配穴,探得耳穴最敏感点,用王不留行籽贴压。每隔5~10分钟按压2~3分钟,共按压3~5次,直至耳郭发红、发热、酸胀明显为止。耳压间隙辅以腹部顺时针方向按摩。

疗法十五

主穴:内分泌、皮质下、大肠、小肠、三焦、直肠、脾、肺、肾。

方法:取以上主穴,随症取配穴,探得耳穴最敏感点,用王不留行籽贴压。每日按压3~5次,每次3~5分钟,3天换1次,两耳交替。

【备注】

患者宜多食蔬菜、水果,多饮水,尤其要多食粗纤维食物,瓜果、麻油、蜂蜜都有助于排便。要养成良好的排便习惯,如定时去厕所诱发排便,有便意即去排便,排便姿势要舒适,排便要尽可能排净。习惯性便秘使用耳压疗法有良好疗效,尽量不用药物以减少副作用,避免对泻药的依赖性。治疗显效或治愈后,仍需经常按压或按揉有关耳穴,以达到巩固疗效或预防之目的。

第十四节 急性胃肠炎

【概述】

急性胃肠炎是由于暴饮暴食或摄入含有细菌、毒素的食物而引起的胃肠道急性炎症。多发于夏秋季节,起病急骤,临床以呕吐、腹泻及阵发性腹痛为主要特征,严重者可出现水和电解质紊乱及酸碱平衡失调。

本病属于中医"泄泻"、"呕吐"、"霍乱"的范畴。多系饮食不节或风寒暑湿之邪客于胃肠,使气机不和,胃肠运化传导功能失常所致。

【治疗方法】

主穴:胃、脾、大肠、小肠、交感。

配穴:腹泻、腹痛重者加腹、耳尖;呕吐重者加贲门、神门。

方法:取主穴并随症选配2~3个配穴,用王不留行籽贴压,对压或直压强刺激手法。双耳同取,病情轻、病势较缓者可取一侧耳穴,1~2日1换。

第十五节 慢性腹泻

【概述】

慢性腹泻是一种临床常见症状,主要表现为大便次数增多,粪便不成形,粪质稀薄或泻如水样,或带黏液脓血,或含多量脂肪,可伴腹痛、纳差、面色萎黄、乏力等症。如腹泻持续或频频反复超过2个月以上者,即称之为慢性腹泻。

慢性腹泻可由消化系疾病,消化系以外的慢性疾病及其他原因而引起。其病理改变多为器质性,也有少数为功能性。

本病属中医"泄泻"的范畴。多因饮食所伤或感受外邪,损伤脾胃,影响其运化功能而致。

【治疗方法】

疗法一

主穴:大肠、肺、脾、交感。

配穴:肾阳衰弱加肾、肾上腺;肝郁不舒加肝。

方法:取以上主穴,随症取配穴,探得耳穴敏感点,用王不留行籽贴压。每天用手按压2～3次,每次1～3分钟,双耳或单耳交替使用,每2～3天1换。

疗法二

主穴:脾、胃、大肠、小肠、交感、皮质下、肺。

配穴:根据中医辨证,如属肾虚者加肾穴;肝气泄泻者加肝穴;湿热泄泻者加耳尖、耳背脾;消化不良者加三焦、胰、胆;如属过敏性泄泻加肾上腺、内分泌、风溪。

方法:取主穴5～6个,随症配1～2个配穴,用王不留行籽贴压,以直压或点压手法按压,每次取一侧耳穴,左右耳交替,3～5日1换,10次为1个疗程。

第十六节 细菌性痢疾

【概述】

本病是由于感染痢疾杆菌而引起的肠道传染病,有急性和慢性之分,临床主要表现为腹痛、腹泻,初为稀便或水样便,粪量少,经1～3天后转为脓血便,每天可达数十次,有里急后重感(肛门急胀,总有排解不净之感)。伴发热、畏寒、恶心呕吐、食欲不振等。

【治疗方法】

疗法一

主穴:三焦、大肠、脾、肾上腺。

方法:取以上主穴,随症取配穴,探得耳穴最敏感点,用胃肠安贴压。取双侧耳穴,用拇指以中等力度揉按3～5分钟,每日6～8次,每2日更换1次药丸。

疗法二

主穴:大肠、小肠、脾、胃、皮质下。

配穴:发热者耳尖放血;腰痛者加腰痛点、神门,慢性菌痢加肾、三焦。

方法:取以上主穴,随症取配穴,探得耳穴敏感点,用王不留行籽贴压。发热者耳尖放血,每日1次,每次3～5滴血。

疗法三

主穴:大肠、小肠、神门、交感。

配穴:白痢为主者加脾穴;赤痢为主者加心穴;里急后重甚、便次多者加直肠;腹胀甚者加皮质下、腹;恶心呕吐者加贲门、胃;久痢者加脾、肾;发热者加耳尖放血。

方法:取以上主穴,随症取配穴,探得耳穴最敏感点,用王不留行籽贴压。按压手法以对压或直压法为主。

【备注】

耳压疗法一般3天左右可使临床症状基本消失,7天左右才使大便培养转

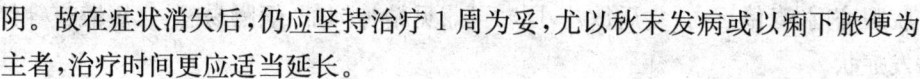

阴。故在症状消失后,仍应坚持治疗1周为妥,尤以秋末发病或以痢下脓便为主者,治疗时间更应适当延长。

第十七节　胃肠神经官能症

【概述】

胃肠神经官能症又称胃肠神经症或胃肠道功能紊乱,是一组胃肠道综合征的总称。本病多有精神因素的背景,起病多缓慢,病程多缠绵日久,症状复杂,呈持续性或反复发作性,以胃肠道运动功能紊乱为主,而在病理解剖方面不能发现器质性病变。临床表现主要为胃肠道涉及进食和排泄等方面的不正常,可局限于咽、食管或胃部,但以肠道症状最常见,也常伴有神经官能症的其他常见症状,如失眠、焦虑、精神涣散、神经过敏、多梦、头痛、心悸、盗汗等。胃肠神经官能症的发病率居各种脏器神经官能症之首位。好发于青壮年。

本病属于中医学的"郁证"范畴。可见梅核气、呃逆、嗳气、呕吐、腹泻等多种证候。主要由肝气郁滞,肝胃不和所致。

【治疗方法】

主穴:胃、大肠、小肠、神门、皮质下。

配穴:肝郁加肝阳;脾肾阳虚加脾、肾;痰饮内停加交感。

方法:取以上主穴,随症取配穴,探得耳穴敏感点,用王不留行籽贴压。每天用手指按压耳穴2~3次,每次1~3分钟,双耳或单耳交替使用,每3天1换。

第十八节　食欲不振

【概述】

食欲不振中医称"纳呆",是指食欲减迟,为消化系统常见症状之一。导致该病的直接原因常常是消化道疾病,如急、慢性胃炎,肠炎等。此外,肝胆疾病,心肾疾病及诸如药物反应等许多疾病也是该病的病因。本病临床主要表现为

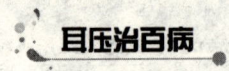

脘腹痞闷、身倦乏力、食后欲吐，同时可兼见精神抑郁、烦躁易怒、气短懒言等伴发症状。

中医学认为，本病可由肝郁气滞、脾胃湿热、脾胃虚弱、饮食内停等原因，导致脾失健运、胃气郁滞所致。

【治疗方法】

主穴：脾、胃、小肠、交感。

配穴：肝郁气滞加肝或肝阳；中气虚加腹、肾。

方法：取以上主穴，随症取配穴，探得耳穴敏感点，用王不留行籽贴压。每天按压2～3次，每次1～3分钟。双耳或单耳交替使用，每2～3天1换。

第十九节　肠道蛔虫症

【概述】

肠道蛔虫是指蛔虫寄生于小肠内的一系列症状。蛔虫数量少时，可无症状表现或表现出的症状很轻微。当大量蛔虫寄生在小肠时，可出现上腹部或脐周反复发作性疼痛、食欲不佳和腹泻、营养不良、智力迟钝及发育障碍，有些患者可出现烦躁、失眠、磨牙、瘙痒、周期性荨麻疹、低热等。

本病属中医学"腹痛"的范畴。主要病理机制为蛔虫骚动，扰乱小肠致气血逆乱而引起腹痛。

【治疗方法】

疗法一

主穴：三焦、小肠、耳迷根。

配穴：烦躁失眠加肝、交感。

方法：取以上主穴，随症取配穴，探得耳穴敏感点，用王不留行籽贴压。每次贴一侧耳穴，隔日换1次，5次为1个疗程，中间休息3天，再行第2个疗程。

疗法二

主穴：一组三焦、胆、耳迷根；二组大肠、交感、皮质下。

方法：上述两组穴位交替使用，用王不留行籽贴压。每日按压药籽3～4次,每次约5分钟,隔日治疗1次,5次为1个疗程。两疗程间休息3天。

第二十节　病毒性肝炎

【概述】

病毒性肝炎是肝炎病毒通过消化道或注射接种等途径侵入体内,引起肝脏发生炎症变化的传染病。国内常见的有甲型和乙型肝炎。两型都有急性、迁延性、慢性和黄疸型、无黄疸型之分。都可采用耳压疗法治疗。

【治疗方法】

疗法一

主穴：肝、胰、胆、脾、内分泌、皮质下、三焦。

配穴：恶心纳差加胃；肝区痛加神门；腹胀加大肠；转氨酶高加肝阳、耳尖。

方法：取以上主穴,随症取配穴,探得耳穴敏感点,每次5～7穴,用王不留行籽贴压。每日按揉数次,3天1换。

疗法二

主穴：肝、脾、艇中、耳中、交感。

配穴：胁肋胀痛甚者加皮质下、三焦、胁肋；食欲不振者加内分泌、胰、胆。

方法：取以上主穴,随症取配穴,探得耳穴最敏感点,用王不留行籽贴压。按压手法以对压或直压法为主。

疗法三

主穴：肝、脾、胃、交感、内分泌。

配穴：食欲不振加胰、胆穴；腹胀者加皮质下、三焦；恶心呕吐者加胃或耳中；肝区疼痛者加耳迷根、皮质下；转氨酶高者加耳尖、肝阳；失眠者加心、皮质下、神门。

方法：取以上主穴,随症取配穴,每次选5～7穴,用王不留行籽贴压。按压手法以对压或直压法为主。取一侧耳穴,每天按压3～5次,3天更换对侧,10次为1个疗程。

【备注】

肝炎治愈后,有部分患者肝功能正常,肝脾亦不肿大,但仍在肝区或胁肋部有持续性或间歇性疼痛及胀闷不适,伴有食欲不佳、疲倦、失眠等,特别是疲劳后症状更为明显,这与肝炎后自主神经系统功能失调有关。可用耳压疗法巩固治疗。

第二十一节 急性黄疸性肝炎

【概述】

急性黄疸性肝炎是由于肝炎病毒使肝细胞破坏、肝组织破坏重构、胆小管阻塞,导致血中结合胆红素与非结合胆红素均增高,所引起的皮肤、黏膜和眼球巩膜等部分发黄的症状。临床表现为起病急,患者常感畏寒、发热,体温38℃左右,少数患者可持续高热数日。更为突出的症状是全身疲乏无力、食欲减退、恶心、呕吐,尤其厌恶油腻食物,上腹部堵胀满闷,尿黄似浓茶水,大便较稀或便秘。

【治疗方法】

主穴:神门、内生殖器、交感、屏尖、屏间前、屏间后、下屏尖、锁骨、肩关节、肩、口、食道、贲门、胃、膀胱、肾、胆、肝、上耳根、下耳根、耳迷根、脾、心。

方法:取以上主穴,探得耳穴最敏感点,用王不留行籽贴压。用食指、拇指做间歇对压,使耳部有胀痛感。手法不宜过重,以防压破皮肤。先取一侧,3天后更换对侧耳。压3次为1个疗程。

第二十二节 慢性活动性肝炎

【概述】

慢性活动性肝炎是肝脏的慢性炎症疾患,病程一般在1年以上,有的可达数十年。本病的病因和病机除由病毒引起外,可能与自身免疫及某些药物有关。临床可见轻型和重型,轻型者病情进展缓慢,常见症状有全身无力、食欲减退、肝区不适或隐痛以及腹胀,其次可有体重减轻、乏力、肝区疼痛,食欲不振,低热,头昏,失眠等,但无黄疸。重型者除上述症状外,可出现持续性或进行性加重的黄疸。皮肤有色素沉着,面色黧黑,在面、颈、胸、臂部可见到蜘蛛痣,可有肝掌和皮下出血点。肝脏常肿大,有压痛及叩击痛,此外还可见到腹水、下肢浮肿。

本病属中医学"腹痛"、"黄疸"等范畴,中医学认为本病为湿热之邪侵犯肝胆,以致肝郁气滞,脾失健运,气滞血瘀,病久则肝肾两虚。

【治疗方法】

主穴:肝、脾、胰、胆。

配穴:腹痛加腹;水肿加三焦;病久加肾。

方法:取以上主穴,随症取配穴,探得耳穴敏感点,用王不留行籽贴压。每天用手按压耳穴2～3次,每次1～3分钟。每2～3天1换。

第二十三节　慢性胆囊炎

【概述】

慢性胆囊炎是临床上胆囊疾病最多见的一种,主要表现为右上腹部隐痛、消化不良、厌食油腻食物等。其主要病因是细菌感染和胆固醇代谢失常,多与胆石症同时存在,非结石性病例也很多见。慢性胆囊炎可继发于急性胆囊炎之后,但多数无急性发作史,发现时即为慢性。

本病属中医"胁痛"的范畴,多因饮食所伤,湿热蕴结中焦,或情志刺激,肝胆疏泄失常所致。

【治疗方法】

疗法一

主穴:胰、胆、肝、交感、皮质下、内分泌、神门、十二指肠。

配穴:腹胀加脾、胃、三焦;恶寒发热加耳尖;向右肩放射加肩。

方法:取以上主穴3～5个,随症取配穴,用王不留行籽贴压。每次取一侧耳穴,左右交替,3日1换,10次(30天)为1个疗程。

疗法二

主穴:交感、耳中、胰、胆、脾、胃、内分泌。

方法:取以上主穴,用王不留行籽贴压。行对压或直压手法,强刺激,发热者耳尖可点刺出血。每次取一侧耳穴,2～3日换压另一侧,10次为1个疗程。

疗法三

主穴:胆、肝、腹、交感。

配穴:疼痛剧烈加皮质下、十二指肠;呕吐加贲门、胃。

方法:取以上主穴,随症取配穴,探得耳穴敏感点,用王不留行籽贴压。每日用手按压耳穴2～3次,每次1～3分钟。双耳或单耳交替使用,每2～3天1换。

疗法四

主穴:胰、胆、肝、交感、神门、十二指肠、皮质下、内分泌。

配穴:腹胀加脾、三焦;恶心、嗳气加胃;发热加耳尖;疼痛向右肩背放射加肩穴。

方法:选主穴5～6个;随症配1～2个配穴,用王不留行籽贴压。行对压或直压手法,强刺激,发热者耳尖可点刺出血。每次取一侧耳穴,2～3日换压另一侧,10次为1个疗程。

疗法五

主穴:胃、脾、肝、胰、胆。

配穴:虚证加肾;实证加三焦、大肠;痛甚加神门、三焦、耳垂;便秘加肛门、直肠、肺。

方法:取以上主穴,随症取配穴,探得耳穴最敏感点,用王不留行籽贴压。

【备注】

每日用中药威灵仙30g煎水分2次内服,可提高疗效。

第二十四节　胆石症

【概述】

胆石症是指胆道系统包括胆囊与胆管的任何部位发生结石。胆石症的病因、发病机制尚未完全明了，一般认为胆汁淤积、胆道细菌感染和寄生虫感染及胆固醇代谢失调为发病的主要因素。胆石可在胆囊内，也可存于肝内胆管、肝管、胆囊颈部、胆管、胆总管及壶腹部，其临床症状常因胆石位置变化而变化。主要临床症状常见右上腹疼痛，痛时向右肩部放射，或上腹部常有饱闷感，可伴有厌食油腻、恶心、呕吐、发热、黄疸、阵发性绞痛等。

本病属中医的"胁痛"、"黄疸"、"腹痛"等范畴。多因饮食不节、寒暖失常、情志不畅、外邪内侵等导致肝胆气滞，疏泄失常，气滞湿阻，湿热蕴结肝胆，或瘀血等阻滞胆管，胆汁淤积，遂凝结成沙石。

【治疗方法】

疗法一

主穴：交感、肝、胰、胆、胆道、胃。

配穴：疼痛向腰背部放射，取上背、中背；饭后腹胀取腹。

方法：取以上主穴，随症取配穴，探得耳穴最敏感点，用王不留行籽贴压。于每餐后20分钟自行按压，每次半小时，隔日换药次，两耳交替。4～5日为1个疗程。治疗期间需进高蛋白、高脂肪餐。

疗法二

主穴：胰、胆、肝、十二指肠、交感、耳迷根、耳背肝。

配穴：消化不良者加脾、胃、三焦；疼痛重者加神门、皮质下；发热者加耳尖。

方法：取以上所有主穴，配2～3个配穴，用王不留行籽贴压，可行直压或对压手法，中强刺激。体质虚弱者用点压手法弱刺激，每次取一侧耳穴，左右耳交替，3～5日1换，10次为1个疗程。

疗法三

主穴：肝、胰、胆、胆道、耳背肝、十二指肠、三焦。

方法：取以上主穴，探寻耳穴敏感点，用王不留行籽贴压。患者于每顿饭后

20分钟及睡前自行压迫耳穴20分钟,腹痛发作时可随时压迫耳穴,以利缓解症状。隔天治疗1次,两耳轮换,5周为1个疗程。

疗法四

主穴:胰、胆、肝、内分泌、耳迷根、十二指肠。

配穴:伴有胆囊炎者加肾上腺、交感;伴有厌油、恶心、呕吐者加胃、脾、肺;伴口苦、心烦易怒者加三焦、心穴;伴有失眠者加神门、肾穴;疼痛较甚者加皮质下、三焦、交感穴。

方法:取以上主穴,随症取配穴,探得耳穴最敏感点,用王不留行籽贴压。按压手法以对压或直压法为主。贴一侧耳穴,每天于睡前、起床前、午饭前、晚饭前按压1次,每次5～10分钟,2天换对侧耳穴1次,20次为1个疗程,疗程间间隔1周。急性疼痛者应予强刺激,年老体弱者宜予轻刺激,一般用中度刺激即可。耳压第1天要定时按压4次,如果不定时按压效果差。

疗法五

主穴:胰、胆、肝、胆道、十二指肠、耳背肝。

配穴:脾、胃、大肠、三焦。

方法:取以上主穴,随症取配穴,探得耳穴最敏感点,用王不留行籽贴压。隔日1次,双耳交替,10次为1个疗程,一般连续治疗2～3个疗程。治疗期间每次进餐前按压耳穴10～20分钟,增强刺激,并可酌情进食猪蹄、油煎鸡蛋、排骨汤等高脂肪饮食。

疗法六

主穴:胰、胆、肝、交感、胃、脾、皮质下、耳背肝、耳背脾。

方法:取以上主穴,探寻耳穴最敏感点,用王不留行籽贴压。每次贴压一侧耳穴,两耳交替。每周换贴耳穴2次。

疗法七

主穴:肝、胰、胆、胆道、耳背肝、十二指肠、三焦。

配穴:胃、口、直肠、肛门。

方法:取以上主穴,随症取配穴,探得耳穴最敏感点,用王不留行籽贴压。患者每日自行按压数次,饭后按压尤佳,隔天治疗1次,两耳轮换,30天左右为1个疗程。

疗法八

主穴:胰、胆、肝、交感。

配穴:胃、三焦、神门、肾上腺。

方法:取以上主穴,随症取配穴,每次选穴 3~5 个,用王不留行籽贴压。每穴捻压 5 分钟后留置 2 天,至下次治疗时更换药籽,再行选穴治疗。10~15 次为 1 个疗程,如 1 个疗程结石未排净,休息 1 周后可继续治疗。治疗时每中、晚餐前食卤猪蹄 1 个或其他高脂饮食,不得间断。治疗时必须参加适量的体育活动以助排石。

疗法九

主穴:肝、胰、胆、胆道、胃、十二指肠、三焦、内分泌。

配穴:食欲不振配口、脾;失眠配神门、失眠点。

方法:取以上主穴,随症取配穴,探得耳穴最敏感点,用王不留行籽贴压。患者每日自行按压数次,饭后尤需按压。隔日治疗 1 次,两耳轮换,30 天为 1 个疗程。治疗期间适当进食高蛋白、高脂肪类食物,以促进胆汁分泌,提高疗效。

疗法十

主穴:肝、胰、胆、胆道、十二指肠。

配穴:胃、脾、耳迷根、肛门。

方法:取以上主穴,随症取配穴,探得耳穴最敏感点,用王不留行籽贴压。每 2 日左右交换 1 次,每日自行按压 3~4 次,每次 20 分钟,以能耐受为度。

疗法十一

主穴:心、脑点、肝、胰、胆、肾、神门、脾。

配穴:食欲欠佳者加胃;大便秘结者配大肠、小肠。

方法:取以上主穴,随症取配穴,探得耳穴最敏感点,用王不留行籽贴压。嘱患者每隔 2~3 小时自行按压 1 次耳穴,每次按压 2~3 分钟。隔日贴 1 次,每次只贴一只耳穴,直至痊愈。

疗法十二

主穴:胰、胆、肝、十二指肠、松肌点、眼、耳尖。

配穴:脾、神门、食道、胃、皮质下、内分泌、肝阳、肝阳2、交感、直肠、便秘点。

方法:取以上主穴,随症取配穴,探得耳穴最敏感点,用王不留行籽贴压。首次贴右耳,两耳交替贴,隔日或 3 日更换 1 次,15 次为 1 个疗程,约 30~45 日。治疗过程中取左侧卧位,饭后 20 分钟按压药籽 30 分钟。酌情食用高脂肪、高蛋白食物。

疗法十三

主穴:肝、胰、胆、脾、胃、十二指肠、神门。

配穴:直肠、皮质下、内分泌、交感、大肠、小肠。

方法：取以上主穴，随症取配穴，探得耳穴最敏感点，用王不留行籽贴压。餐后20分钟自行两耳交替按压药籽30分钟，如遇疼痛发作时随时按压。

疗法十四

主穴：肝、胰、胆、脾、胃、大肠、小肠、十二指肠、屏尖、下屏尖、三焦、交感、皮质下。

方法：取以上主穴，探得耳穴最敏感点，用王不留行籽贴压。两耳交替使用，隔日换药1次，每日按压贴药处10次，每次1分钟，以耳穴有酸、胀或发热的感觉为宜。15次为1个疗程。在治疗期间，食用猪蹄早、午、晚三餐各1个。

疗法十五

主穴：胰、胆、胆道、神门、交感。

配穴：肝、脾、十二指肠、胃、三焦、皮质下、肾上腺。

方法：取以上主穴，随症取配穴，探得耳穴最敏感点，用王不留行籽贴压。每日压3次，每次10分钟，隔2天换1次。12次为1个疗程。嘱以猪蹄做菜佐餐，每周2～3次。

疗法十六

主穴：胰、胆、肝、胃、十二指肠、内分泌、皮质下、轮5、交感、枕、神门。

配穴：肝内胆管结石者加肝阳、肝阳2；疼痛明显者加膈。

方法：取以上主穴，随症取配穴，探得耳穴最敏感点，用王不留行籽贴压。每日垂直压捻6次，除早、午、晚餐后15分钟须各捻1次外，上午、下午、临睡前分别捻压1次，每次5～10分钟。隔日1次，两耳轮换，20天为1个疗程。治疗1～3个疗程，2个疗程间间隔3～5天。

疗法十七

主穴：①神门、交感、胰、胆、脾、胃、内分泌、耳迷根、皮质下、胆道、三焦。主治胆结石症。②肝、脾、胃、肾上腺、神门、耳迷根、胰、胆、交感、内分泌、皮质下、肝阳、肝阳2。主治肝内胆管结石。

方法：根据结石位置取以上主穴，探得耳穴最敏感点，用王不留行籽贴压。左右耳交替，每隔1日交换1次。每天按时按压耳压丸，一般每隔2～3小时按压1次。20次为1个疗程。

疗法十八

主穴：肝、胰、胆、胃、十二指肠、腹、神门、交感、皮质下、耳背穴位相对处。

方法：取以上主穴，探得耳穴最敏感点，用王不留行籽贴压。餐后按压30分钟，疼痛明显时可增加按压次数。胶布隔日更换1次，左右耳交替。9次为1个疗程,一般贴2～3个疗程。

疗法十九

主穴:肝、胰、胆、脾、胃。

配穴:胆绞痛加膈;胆囊炎加肾上腺;大便秘结加大肠;失眠加交感、神门;心慌加心、肺等。

方法:取以上主穴,随症取配穴,探得耳穴最敏感点,用王不留行籽贴压。每日早、中、晚饭前及睡前各按压所贴耳穴1次,每次按压至耳郭潮红、烧灼感或躯体有经络传感为度。两耳隔日交换治疗1次,30次为1个疗程,休息10天后进行第2个疗程。配合脂肪餐。

疗法二十

主穴:肝、胰、胆、直肠、神门。

方法:取以上主穴,探寻耳穴敏感点,用王不留行籽贴压。先右耳,后左耳。每日自行按压耳穴5～6次。3天后轮流交换,10次为1个疗程。

疗法二十一

主穴:里实热证取神门、肝、胰、胆、脾、胃、耳迷根穴。肝胆湿热证取肝、胰、胆、大肠、口、耳迷根穴。肾阳虚证取肝、胰、胆、肾、脾、直肠、耳迷根穴。

方法:取以上主穴,探寻耳穴敏感点,用王不留行籽贴压。每日指压穴位6次,每次15～20分钟,在治疗过程中需于早、午、晚三餐分别配食猪蹄1个。

疗法二十二

主穴:肝、胰、胆、耳迷根、十二指肠、胃、贲门、小肠、交感、三焦、脾。

配穴:大便干燥者加便秘点。

方法:取以上主穴,随症取配穴,探得耳穴最敏感点,用王不留行籽贴压。每日自行按压3～4次,并配合食猪蹄、煎蛋等高脂食物。每隔2天换药1次,两耳交换,10次为1个疗程。

疗法二十三

主穴:胰、胆、肝、胃、十二指肠。

配穴:口、神门、三焦、交感、肾上腺、耳迷根。

方法:取以上主穴,随症取配穴,探得耳穴最敏感点,用王不留行籽贴压。每天按压3次,每次按压15分钟,一般采用左侧卧位,以饭后为宜。隔天换药1次,两耳交替使用。20次为1个疗程,如1个疗程未排净,休息半个月后可继续治疗。

疗法二十四

主穴:肝、胰、胆、神门或皮质下。

配穴：胃、小肠、大肠、直肠、三焦、内分泌及耳郭背相应穴位。

方法：取以上主穴，随症取配穴，探得耳穴最敏感点，用王不留行籽贴压。嘱患者于每顿饭后半小时按压30分钟，同时适当增加高脂肪类食物，加强胆囊收缩和促进胆汁排泄，以利排石。每周治疗1～2次，双耳轮换，10次为1个疗程。

疗法二十五

主穴：肝、胰、胆、胃、十二指肠、三焦、内分泌、耳尖、神门、枕、皮质下。

方法：取以上主穴，探寻耳穴敏感点，用王不留行籽贴压。双耳交替，3天轮换1次，10次为1个疗程。嘱患者每天按压数次，并食高脂饮食。

疗法二十六

主穴：胰、胆、肝、胃、三焦、十二指肠、耳背肝。

配穴：痛甚加交感、神门；黄疸加肾上腺、心、耳尖、炎症期加内分泌；多汗加皮质下；排石困难时加耳迷根等。

方法：取以上主穴，随症取配穴，探得耳穴最敏感点，用王不留行籽贴压。一日三餐10分钟后，按压耳穴20～30分钟，两耳交替使用。隔日1次，15次为1个疗程。

疗法二十七

主穴：肝、胰、胆、交感、十二指肠、皮质下。

配穴：排石困难加耳迷根。

方法：取以上主穴，随症取配穴，探得耳穴最敏感点，用王不留行籽贴压。两耳交替，隔日1换。1个月为1个疗程。治疗期间，停服排石药物，并忌脂肪餐。

疗法二十八

主穴：肝、胰、胆、胃、十二指肠、神门、交感。

配穴：腹胀、消化功能差者加大肠、小肠、三焦、脾；便秘者加便秘点、直肠、肛门；腰背困痛加肾、中背、下背、腰；嗳气重者加膈、耳中、皮质下；恶心呕吐者加食道、枕；失眠多梦者加心、肾、脑点。

方法：取以上主穴，随症取配穴，探得耳穴最敏感点，用王不留行籽贴压。同时压耳当晚吃油腻食物如油煎鸡蛋、酱肉、猪蹄。

疗法二十九

主穴：交感、胰、胆、肝、肾、胃、十二指肠、小肠、膀胱、输尿管、食道、贲门、肺、内分泌、皮质下。

方法:取以上主穴,探寻耳穴敏感点,用王不留行籽贴压。将耳穴分两组,每次贴一耳或双耳,3~7天贴1次。耳穴治疗的同时,患者每天吃熟猪蹄或瘦肉。

疗法三十

主穴:胃、脾、肝、胰、胆。

配穴:虚证加肾;实证加三焦、大肠、小肠;痛甚加神门、耳垂;便秘加肛门、直肠、肺、胆道、耳背肝。

方法:取以上主穴,随症取配穴,探得耳穴最敏感点,用王不留行籽贴压。

疗法三十一

主穴:神门、交感、胰、胆、十二指肠、肝、胃、内分泌。

方法:取以上主穴,探寻耳穴敏感点,用王不留行籽贴压。每日按压5~7次,每穴按压30秒,以酸胀为度。7日1换,为1个疗程。

疗法三十二

主穴:交感、神门、胰、胆。

方法:取以上主穴,探寻耳穴敏感点,用王不留行籽贴压。每周换药1次。2个月为1个疗程,每1个疗程结束复查1次。若结石已全部消除,再治疗1周,以资巩固,若结石尚未排完,休息1周后开始第2个疗程。

疗法三十三

主穴:肝、胰、胆、耳背肝。

配穴:胃、肠、内分泌、脾、三焦、皮质下、神门。

方法:取以上主穴,随症取配穴,探得耳穴最敏感点,用王不留行籽贴压。取一侧耳穴,每隔3天两耳交换1次,嘱患者饭前、饭后按压10分钟左右,10次为1个疗程。

疗法三十四

主穴:胰、胆、肝、胃、肾、下屏尖、艇中、脑点、三焦、神门、交感。

配穴:皮质下、屏尖、心、肺、迷走、十二指肠。

方法:取以上主穴,随症取配穴,探得耳穴最敏感点,用王不留行籽贴压。10次为1个疗程,隔日1次,每次取一侧耳穴,两耳交替使用。

疗法三十五

主穴:肝、胰、胆、十二指肠。

配穴:耳迷根、胃、三焦、脾、食道、大肠、肩、眼。

方法:取以上主穴,随症取配穴,探得耳穴最敏感点,用王不留行籽贴压。

每次贴一侧耳,左右交替轮换。嘱病人每日自行按压3~4次,每次10~20分钟,以能耐受为度。1周贴穴2~3次,20次为1个疗程,间隔半个月继续治疗。

疗法三十六

主穴:肝、胰、胆、十二指肠、三焦、脾、交感、胆道。

配穴:肾上腺、内分泌、耳迷根。

方法:取以上主穴4~6个,随症取配穴,用王不留行籽贴压。每次饭后按压5分钟,每次治疗1耳,两耳交替治疗,每周治疗2次,7周为1个疗程。

疗法三十七

主穴:神门、肝、胰、胆、交感、肠、胃、三焦、皮质下。

方法:取以上主穴,探寻耳穴最敏感点,用王不留行籽贴压。每日按压3次,每次1分钟。每日贴药1次,每次贴1耳,两耳交替使用。

疗法三十八

主穴:肝、胰、胆、十二指肠、膈、肾上腺、交感。

方法:取以上主穴,探寻耳穴敏感点,用王不留行籽贴压。按男左女右顺序开始,双耳轮换交替,每日自压耳穴5~10次,尤以在餐后半小时内加压为主,每穴加压4~5秒钟,要求有轻微刺痛、酸胀或灼热感。隔日1次,15次为1个疗程。

【备注】

耳压疗法排石有一定的适应症和禁忌证。适应证:①胆总管、胆囊、肝管结石和胆囊术后的残余结石,大小在1.2~2cm以内;②肝胆管或肝内广泛小结石难以手术者;③有慢性胆囊炎或有因胆石症引起的疼痛、发热、黄疸等。禁忌证:①胆囊、胆总管、肝管、胆道口括约肌有先天畸形;②有中度高血压、冠心病或心衰、心肌梗死、恶性肿瘤、急性传染病(包括各型急性肝炎);③胆总管、胆道口、十二指肠乳头有慢性炎症、狭窄、纤维化或瘢痕引起梗阻或不全梗阻;④有胆道出血史;⑤有胰腺炎症状;⑥孕妇。对于萎缩性胆囊炎无胆汁分泌者慎用。

第二十五节 胆道蛔虫症

【概述】

胆道蛔虫症,是临床常见的急腹症之一。常表现为突然发作的剑突下钻顶

第二章 内科疾病的耳压疗法

样剧烈绞痛,病人面色苍白、坐卧不宁、大汗淋漓、弯腰捧腹、哭喊不止,十分痛苦,腹部绞痛时可向右肩背部放散,但也可突然缓解。腹痛多为阵发性、间歇性发作,持续时间长短不一,疼痛过后可如常人。多在绞痛时伴发恶心呕吐,吐出物中可含胆汁或黄染蛔虫,有的为干呕。早期无明显发冷、发热的全身症状,当并发急性化脓性胆管炎、胆囊炎时可有发冷、发热和黄疸。如并发肝脓肿、膈下感染、败血症等,则出现寒战、高热,甚至中毒性休克等。

【治疗方法】

主穴:交感、胰、胆、肝、胃、十二指肠、耳迷根、神门。

方法:取以上主穴,随症取配穴,探得耳穴最敏感点,用王不留行籽贴压。按压手法以对压或直压法为主。先取右侧耳穴,穴位正、背面相对,行强刺激数分钟,隔5～10分钟刺激1次,15分钟后若疼痛未止则换左侧耳穴。每日数次。同时,可用2～5指并拢,在右上腹疼痛点上以中、重度压力缓慢揉按腹壁,以刺激蛔虫逆行退出胆道。

第二十六节 心律失常

【概述】

心律失常是指心脏搏动过快、过慢或节律不规则。在临床上比较常见,包括窦性心律不齐、心动过速、各种期前收缩、房颤、心动过缓等。主要表现为自觉心跳、心慌、气短、胸前区不适,可伴头晕、恶心、面色苍白、出冷汗,甚至昏倒。脉搏快者超过100次/分,称为心动过速;慢者低于60次/分,称为心动过缓;心律时快时慢,或有早搏,称为心律不齐。发病原因可因心脏病变,也可因自主神经功能紊乱。耳压疗法对功能性心律失常疗效较佳,对心脏器质性病变引起者也有一定疗效。

本病属于中医"心悸"、"怔忡"等范畴。其形成常与心虚胆怯、心血不足、心阳衰弱、水饮内停、瘀血阻络等因素有关。

【耳诊表现】

本病心区多见针尖状凸起,上耳根呈点状红色或黯红色凹陷。

【治疗方法】

疗法一

主穴：心、交感、小肠、心脏点、神门、皮质下、支点、肾、耳迷根。

方法：取以上主穴3～5个，用王不留行籽贴压。按压手法以对压或直压法为主。每日1次，5～10次为1个疗程。

疗法二

主穴：心、神门、胸、肺、肾、肝、胰、胆、皮质下。

方法：取以上主穴，用王不留行籽贴压，以对压或直压法按压。每次取一侧耳穴，2～3日1换，左右耳交替。

疗法三

主穴：房性、房室结性、室性期前收缩取心、小肠、肾、前列腺；Ⅰ度房室传导阻滞取房室结、肾上腺、迷走。

方法：取以上主穴，用王不留行籽或咽喉丸贴压。双耳压丸，每3～5天更换耳穴1次，10次为1个疗程。

疗法四

主穴：心、交感、神门、皮质下。

配穴：心悸加肾上腺、心脏点；失眠加脾、肾；眩晕加枕、肝。

方法1：取以上主穴，随症取配穴，每次3～5穴，探得耳穴敏感点，用王不留行籽贴压。每3～5天更换1次。

方法2：取以上主穴，随症取配穴，用咽喉丸贴压。每5天更换1次。

疗法五

主穴：心、小肠、神门、皮质下。

配穴：心动过缓、各种传导阻滞加交感、肾上腺；房颤、心动过速加心脏点、耳迷根。

方法：取以上4个主穴和1～2个配穴，用王不留行籽贴压，以对压或直压法按压。每次取一侧耳穴，3～5日1换，左右耳交替，5次为1个疗程。

疗法六

主穴：①室性早搏：心穴、冠状动脉穴（位于耳轮脚末端和对外屏外侧外缘）、毛细血管穴（位于耳甲艇和耳甲腔交界处，呈人字形，分别斜向两腔的内上和内下方）和前列腺穴。②结性早搏：房室结穴（位于耳舟下方内侧和耳轮内侧相当对耳轮下脚水平处）、毛细血管穴和迷走穴。③房室传导阻滞：房室结穴、肾上腺穴、迷走穴。

第二十七节　慢性心肌炎

【概述】

本病是心肌的慢性炎症。共主要表现为逐渐出现进行性心脏扩大,心功能减退,心律失常,气候突变或感冒发热后心律加快、全身乏力等。耳压疗法对慢性心肌炎和心肌炎后遗症有一定疗效。

【耳诊表现】

心区可有散在性点状红晕或丘疹红晕。

【治疗方法】

疗法一

主穴:心、小肠、交感、皮质下。

配穴:心悸加神门;心前区疼痛加神门、胸;浮肿、咳喘等心衰表现者加脾、肾、肾上腺。

方法:每次选2~3个耳穴,轻刺激,探得耳穴敏感点,用王不留行籽贴压。冬季5~7天,夏季2~3天换1次。

疗法二

主穴:心、小肠、交感、皮质下、肾上腺、胸、神门、内分泌。

配穴:气急加肺、气管;水肿加肾、膀胱;食欲减退加胃、肝、脾;头痛加颞、枕。

方法:取以上主穴,随症取配穴,探得耳穴敏感点,用王不留行籽贴压。

疗法三

主穴:心、小肠、交感。

配穴:脾、肾、肺、皮质下、内分泌、肾上腺、耳迷根。

方法:取以上主穴,随症取配穴2~3个,用王不留行籽贴压。按压手法以对压或直压法为主。每日1次,10次为1疗程。

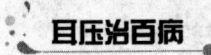

第二十八节 风湿性心脏病

【概述】

本病是由于风湿病导致心脏瓣膜受损,使其狭窄或关闭不全。在代偿期,除有心脏杂音外,可无自觉症状,但在剧烈活动时可有心慌、气急等症状。若在风湿活动期,可有发热、心慌、胸闷、气喘、乏力等症状。耳压疗法有一定的辅助治疗作用。

【治疗方法】

疗法一

主穴:心、小肠、肝、皮质下、肾上腺。

配穴:心悸、怔忡加神门;呼吸困难加对屏尖、气管;病久体衰加肾、脾。

方法:取以上主穴,随症取配穴,探得耳穴敏感点,每次5~7穴,用王不留行籽贴压。每日按揉数次,3~5天换对侧耳贴压。

疗法二

主穴:心、小肠、肾上腺、皮质下、神门、风湿线(风湿活动期用)。

方法:取以上主穴,探寻耳穴敏感点,用王不留行籽贴压。按压手法以对压或直压法为主。起初治疗时,手法宜轻,待患者适应后逐渐加重刺激,10次为1个疗程。

第二十九节 冠心病

【概述】

冠心病是指冠状动脉粥样硬化导致心肌缺血缺氧而引起的心脏病。临床表现以心绞痛、心肌梗死、心律失常、心力衰竭、心脏扩大为主。心电图可有心肌缺血、负荷试验阳性相应改变。心绞痛、心肌梗死多属中医"胸痹"、"真心痛"的范畴,主要是由心气不足,心阳不振,以致寒凝气滞,瘀血和痰浊阻碍心脏,影响气血运行所致。心律失常、心力衰竭则属中医"心悸"、"怔忡"的范畴,多内阳气不足,心失所养,或痰饮内停,瘀血阻滞,心脉不畅所致。

【耳诊表现】

心区可有色(红、黯红、黯灰)、形(圆形、边缘红润或半圆、线状、点状蜘蛛状等)的改变。耳垂上有一条皱褶。

【治疗方法】

疗法一

主穴:心、冠状动脉后(位于三角窝内侧和耳轮脚末端)、小肠、前列腺。

方法:取以上主穴,探寻耳穴敏感点,用王不留行籽贴压。每天按压4次,每次每穴按压40次;每5天更换1次,10次为1个疗程。

疗法二

主穴:心、交感、小肠、皮质下、胸、缘中、枕、耳背沟。

配穴:心绞痛者加神门、内分泌;失眠者加神门、缘中;心律失常者加心脏点;头晕者加肝、枕、缘中;合并高脂血症者加内分泌、肝、脾;合并心力衰竭者加耳背部的心区、肾区;合并高血压者加角窝上、耳背沟。

方法:取以上主穴2~3个,随症取配穴2~3个,用王不留行籽贴压。按压手法以对压或直压法为主。

疗法三

主穴:心、小肠、交感、丘脑、前列腺。

配穴:神门、皮质下、内分泌;血压高加耳背沟;头晕加肝、脑点;睡眠不佳加神门、失眠穴。

方法:取以上主穴,随症取配穴,探得耳穴敏感点,用王不留行籽贴压。

疗法四

主穴:心、小肠、皮质下、交感。

配穴:胸闷、胸痛加胸、神门;心律失常加心脏点。

方法:取主穴并随症选1~2个配穴,用王不留行籽贴压,按压手法多用直压法或点压法。每次取一侧耳穴,2~3天1换,5次为1个疗程。

疗法五

主穴:心、神门、交感、肾。

配穴:肝、脾、肺、内分泌。

方法：取以上主穴，随症取配穴，探得耳穴最敏感点，用王不留行籽贴压。每日自行按压5～8次，每周贴压2次，两耳交替。

疗法六

主穴：心、交感、小肠、脾、皮质下。

配穴：心悸加神门；心动过缓加内分泌、肾；心绞痛加胸椎、肾上腺。

方法：取以上主穴，随症取配穴，探得耳穴敏感点，每次取5～7个穴，用王不留行籽贴压。每日按揉数次，3～5天后两耳交替。

疗法七

主穴：心、小肠、交感、内分泌、肾上腺、神门。

配穴：降压点、三焦、肝、皮质下、肾。

方法：取以上主穴，随症取配穴，探得耳穴最敏感点，用王不留行籽贴压。每日按压6～8次，每次2～3分钟，每隔3天贴压更换1次，5次为1个疗程。视病情治疗1～4个疗程。

疗法八

主穴：心脉瘀阻型主穴为心、小肠、皮质下、神门、枕，配穴为肝、耳中；痰浊内阻型主穴为心、肝、脾、肺、肾，配穴为内分泌、小肠；胸阳痹阻型主穴为心、肺、肾上腺，配穴取皮质下、交感；气血痹阻型主穴为心、肺、脾、心脏点，配穴取交感、皮质下。

方法：取以上主穴，随症取配穴，探得耳穴最敏感点，用王不留行籽贴压。疗程为3个月，双侧交替，4天1换。

第三十节　心绞痛

【概述】

心绞痛是一种由心肌暂时缺血、缺氧所引起的，以发作性胸痛或胸部不适为主要表现的临床综合征。常发生于劳动、情绪激动或饱食寒冷等原因，大多发生于40岁以上的中老年人，男性多于女性。其主要临床为在胸骨后及心前区压迫、发闷或紧缩感，常放射至左臂内侧，临床常分为3种类型，即劳力型心绞痛、自发型心绞痛、变异型心绞痛。

本病隶属于中医学"胸痹"、"真心痛"、"厥心痛"的范畴，多因心阳不振、寒邪内侵，或年老肾虚，或饮食、情志、思虑劳倦诸因，致使心、脾、肾受损，产生气滞、血瘀、痰浊、阴寒的病理因素而为病。

【治疗方法】

主穴：心、小肠、皮质下、肾、交感。

配穴：心悸怔忡者加神门，痛甚者加胸；气虚加脾；血虚加肝；痰浊加脾、肺。

方法：每次选用3～5个耳穴，探得耳穴敏感点，用王不留行籽贴压。每日或隔日1次。

第三十一节　高脂血症

【概述】

高脂血症又称为高脂蛋白血症，是中老年人常见的疾病之一。一般成年人空腹血清中总胆固醇超过5.72mmol/L，甘油三酯超过1.70mmol/L，可诊断为高脂血症，而总胆固醇在5.2～5.7mmol/L者称为边缘性升高。

本病属中医"痰湿"、"肥胖"、"湿热"等范畴。多因饮食不节，嗜食肥甘，七情内伤，或素体脾气不足，运化失常所致。

【治疗方法】

疗法一

主穴：内分泌、三焦、交感、肾上腺、肝。

配穴：眩晕甚加枕、脾；记忆力差加脑干、神门。

方法：每次取以上耳穴3～5个，探得耳穴敏感点，用王不留行籽贴压。每日按揉数次，两耳交替。

疗法二

主穴：胰、胆、小肠、肝、脾、内分泌。

方法：取以上主穴，探寻耳穴敏感点，用王不留行籽贴压。按压手法以对压或直压法为主。每次取一侧耳穴，3～4天更换对侧耳穴，5次为1个疗程。

疗法三

主穴：胰、胆、小肠、三焦、肝、艇角、内分泌、脾。

方法:取以上主穴5～6个,用王不留行籽贴压,对压或直压手法按压,每次取一侧耳穴,左右耳交替,3～5日1换,10次为1个疗程。

【备注】

耳压疗法对降脂有一定作用,但需坚持多个疗程后才见效。

第三十二节　高血压

【概述】

高血压病是一种常见病,属于中医"眩晕"、"头痛"的范畴。本病的主要原因是由于长久反复的精神过度紧张与疲劳,或强烈的情绪刺激,引起高级神经活动障碍,从而产生血管系统神经调节的紊乱。本病动脉压持续地超过18.7/12.0kPa(140/90mmHg)。常见症状有头昏、头痛、心悸、胸闷、失眠、烦躁和疲劳等。中医认为其发病多由七情失调,虚损,饮食不节等所致。本病与肝、心、肾关系甚为密切,临床治疗应标本兼顾。

【耳诊表现】

心区可见针尖样隆起,降压点呈有光泽的点状红色改变,耳背部耳背沟可有黯红或紫色改变。

【治疗方法】

疗法一

主穴:角窝上、交感、耳背沟、心、神门、高血压点、皮质下(必须选敏感点)。

配穴:头痛、耳鸣者加额、颞或枕穴,失眠、烦躁者加肾、肝穴;血压较高时加耳尖放血或耳背沟点刺放血。

方法:取以上主穴,随症取配穴,探得耳穴最敏感点,用王不留行籽贴压。按压手法以对压或直压法为主,按压至耳郭发热、发麻。

疗法二

主穴:心、肝、降压点、缘中。

方法:取以上主穴,用王不留行籽贴压,丹参滴丸为药丸,以麝香虎骨膏粘贴。手法多用对压或直压法,每日4～5次,每次1～2分钟,2天1换。

疗法三

主穴:耳背的心、肝、肾。

配穴:肝火亢盛型加肝、肾、角窝上、肝阳;阴虚阳亢型加肾、交感、皮质下;阴阳两虚型加心、肾;痰湿壅盛型加脾、三焦;血压较高或经治疗数次疗效不显者,可加耳尖、肝阳轮流点刺放血。

方法:取以上主穴,根据病情选1～2配穴,用王不留行籽贴压。每次贴压一侧耳穴,两耳交替。每日自己按压各耳穴3～5次,每穴按压数十下。每周贴压3次,10次1个疗程,休息10～15天,再做下1疗程治疗。

疗法四

主穴:耳尖、耳背沟、心、肝、肾、交感、皮质下。

配穴:头痛重者加颞、额;眩晕重者加枕;失眠者加神门、垂前。

方法:取以上主穴,根据病情选1～2个配穴,用王不留行籽贴压。手法多用对压或直压法,耳尖和耳背沟亦可放血。每次取一侧耳穴,2～3天1换,左右耳交替,10次为1个疗程。

疗法五

主穴:降压点、交感、神门、心、耳背沟。

配穴:肾、枕、耳尖。

方法:取以上主穴,随症取配穴,探得耳穴最敏感点,用王不留行籽贴压。每2天换新籽1次,12次为1个疗程,连续治疗2个疗程。

疗法六

主穴:耳背沟、角窝上、神门、心、肝、肾。

配穴:头晕加枕;头痛加额。

方法:取以上主穴,随症取配穴,探得耳穴最敏感点,用王不留行籽贴压。嘱病人每天按压3～4次,每次以按压局部微热微痛为度,两耳交替贴压,4～6天换贴1次,8周为1个疗程。

疗法七

主穴:单侧耳的耳背沟、降压点、神门、内分泌、脑点及耳后肾穴。

配穴:合并高脂血症加肝、脾;合并脑损伤时加交感及皮质下;合并心损伤或心衰时加心、交感、耳后心、耳后肾;合并氮质血症者加肾上腺及肾。

方法:取以上主穴,随症取配穴,探得耳穴最敏感点,用王不留行籽贴压。每次按压各穴3～5分钟,每日按压3次。

疗法八

主穴：肝阳上亢型取肝、胰、胆、神门、高血压点、枕、耳背沟；阴虚阳亢型取心、肾，配小肠、膀胱、脾、脑干、颞、枕、高血压点、耳背沟；合并有心、脑、肾及其他病变者加相应穴位；头痛、头晕者加头痛、晕点。

方法：取以上主穴，随症取配穴，探得耳穴最敏感点，用王不留行籽贴压。每次一侧，两耳交替进行，每周2～3次，10次为1个疗程。

疗法九

主穴：神门、交感、肾、脾、皮质下、心、肝、内分泌、耳背耳背沟。

方法：取以上主穴，随症取配穴，探得耳穴最敏感点，用王不留行籽贴压。每日嘱患者自行按压穴位4～5遍，以穴位处稍感疼痛，并伴有麻热感为佳。一般治疗6～10个疗程见效。

疗法十

主穴：耳背沟、降压点、肾上腺、神门、前列腺。

配穴：肝、心、肾、耳尖（放血）；头痛加颞、额，失眠配神门、失眠；耳鸣加肾、内耳。

方法：取以上主穴，随症取配穴，探得耳穴敏感点，用王不留行籽贴压。

疗法十一

主穴：心、耳背沟、肝、皮质下、枕、颞、额、内分泌、神门。

配穴：阴虚阳亢、脾肾阳虚加脾、肾、交感。

方法：取以上主穴，随症取配穴，用苏子贴压。每日按压穴位3～5次，每次3～5分钟，以局部出现痛、麻、胀及耳郭潮红为度，每5天为1个疗程，连续治疗4个疗程。

【备注】

(1)治疗后15～30分钟一般都有不同程度的血压下降(少数反而有轻度上升，但能逐渐下降)。尤以开始时降压效果好，症状消失也较快，随着治疗时间的延续，疗效可停滞不前，此时可休息一段时间后再行治疗。

(2)凡还在服用降压药者，治疗初期嘱患者不要停药。治疗数次后，待血压接近正常或降至正常，自觉症状明显好转或基本消失，再逐渐减药量。切不可骤然停药或减药太快，以免引起"降压药骤停综合征"而影响耳压的疗效。

第三十三节 低血压

【概述】

低血压是指成人肱动脉血压低于 12/8kPa，65 岁以上者低于 13.3/8kPa；或有头晕、眼花，健忘乏力，头晕或昏倒，除血压低外无其他疾病或营养不良的表现。

本病属于中医"眩晕"、"厥证"、"虚劳"范畴。多因禀赋薄弱，后天失养而致气血衰少，或大病久病失于调理，病久体虚不复，积劳内伤，或年老体衰，精气两亏所致。

【耳诊表现】

心区呈无光泽针尖样隆起，缘中呈点状淡红色改变，耳背沟下 1/3 呈黯紫色改变。

【治疗方法】

疗法一

主穴：心、肝、降压点、缘中。

方法：取以上主穴，用王不留行籽贴压，丹参滴丸为药丸，以麝香虎骨膏粘贴。手法多用对压或直压法，每日 4～5 次，每次 1～2 分钟，2 天 1 换。

疗法二

主穴：心、肾上腺、皮质下、交感、神门。

配穴：眩晕加脾、枕；心悸加神门。

方法：取以上主穴，随症取配穴，探得耳穴敏感点，用王不留行籽贴压。每日按揉数次，2～3 天换贴 1 次。

疗法三

主穴：心、肾上腺、升压点、皮质下、缘中、肾。

方法：取以上主穴 3～5 个，用王不留行籽贴压。按压手法以对压或直压法为主。每日 1 次，5～10 次为 1 个疗程。

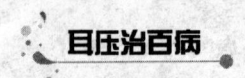

疗法四

主穴：心、肾上腺、升压点。

配穴：头晕加肾、枕；乏力加脾；记忆力减退加皮质下、缘中；心悸、胸闷加胸、神门。

方法：取以上主穴，随症配2～3个配穴，用王不留行籽贴压，以点压手法按压，中、弱刺激强度较适宜。每次贴压一侧耳穴，2～3日1换，10天为1个疗程。

【备注】

耳穴疗法对各种原因引起的低血压均有一定疗效，尽管对一些原因（如身体虚弱、颈椎病等）所致者升压的作用不迅速，但其他症状的改善也较明显。

第三十四节　白细胞减少症

【概述】

当周围血液白细胞计数持续低于每立方毫米4000以下时称为白细胞减少症。临床上以原因不明引起者为多见。患者可无症状，或容易出现疲劳、全身乏力、低热、盗汗以及失眠等神经官能症表现。继发性引起的常见感染部位有口腔、咽喉及皮肤等处，迁延时间长，不易痊愈，其他可有反复感冒、支气管炎、中耳炎、泌尿道炎等。

【治疗方法】

疗法一

主穴：膈、脾、心、肝、肾、内分泌、肾上腺。

方法：取以上主穴，探得耳穴最敏感点，用王不留行籽贴压。按压手法以对压或直压法为主。每3～5天换一侧耳穴，10次为1个疗程。

疗法二

主穴：耳中、脾、心、肝、肾、内分泌、肾上腺。

配穴：若见营养不良而致者加胃、大肠；兼见感染部位不易痊愈者加神门；若见失眠等神经官能症者加交感、缘中。

方法:取以上主穴,随症取配穴,探得耳穴敏感点,用王不留行籽贴压。每天按揉5次,每次约3分钟。每3天换一侧耳穴,10次为1个疗程。

第三十五节 血小板减少性紫癜

【概述】

血小板计数低于每立方毫米50 000以下时,皮肤可能出现斑点或紫斑,黏膜及内脏也可出血。是由于具有凝血机制的血小板数目的减少所致,可能是一种自身免疫性疾病。临床表现为出血倾向及皮肤紫癜,伴有头昏、乏力等症。

中医学认为,本病是由于热毒内伏营血或阳明胃热炽盛,以致化火动血,灼伤脉络,迫血妄行,溢出常道,渗于肌肤;或是由于脏腑气血素虚,脾虚不能统血,气弱不能摄血所致。

【治疗方法】

疗法一

主穴:肾上腺、膈、肝、肺、内分泌。

配穴:急性者加胃、心;慢性者加脾、肾;兼眩晕者加脑点;月经过多者加内生殖器;某一部位紫癜明显者加相应部位穴。

方法:取以上主穴,随症取配穴,探得耳穴最敏感点,用王不留行籽贴压。按压手法以对压或直压法为主。每次取单侧耳穴,每天按压3～5次,每次1分钟左右,刺激强度以能忍受为度,隔日换穴1次,7次为1个疗程,疗程间隔3天。多数患者可在2～3个疗程后症状基本消失,血小板计数恢复正常,但仍应增加1～2个疗程以巩固疗效。

疗法二

主穴:肾上腺、缘中、内分泌、肝。

配穴:急性者加胃、心、脾;慢性者加脾、肾、肺;兼头晕者加缘中;月经过多者加内生殖器。

方法:取以上主穴,随症取配穴,探得耳穴敏感点,用王不留行籽贴压。每次取单侧耳穴,每天按揉3～5次,每次约1分钟,中等强度刺激。2天换1次耳穴,7次为1疗程,疗程间隔3天。

第三十六节 过敏性紫癜

【概述】

本病是一种变态反应性疾病,主要累及毛细血管壁而发生出血症状。首起以皮肤病变最常见,多于下肢及臀部出现对称分布、分批出现的大小不等紫癜,也常有不同程度的胃肠道、关节及肾脏方面的症状。儿童及青少年较多见,男性较女性多见。

过敏性紫癜相当于中医学紫斑的范畴,又称"肌斑"、"发斑"等。中医学认为,本病多由肌肤脉络破损,血溢皮肤所致。多与心、肝、脾、肺有关。

【治疗方法】

疗法一

主穴:肾上腺、皮质下、耳中、内分泌、风溪、肺。

配穴:发热加耳尖,腰痛加神门,恶心呕吐加胃、贲门;便血加大肠;血尿加肾、心;关节痛加相应部位穴。

方法:取以上主穴,随症取配穴,用王不留行籽贴压,7次为1个疗程。

疗法二

主穴:肾上腺、皮质下、内分泌、肺、心、肝、脾、耳中。

配穴:发热者加耳尖;恶心呕吐加胃、贲门;便血加大肠;腰痛加肾;关节痛加相应部位。

方法:取以上主穴,随症取配穴,探得耳穴敏感点,用王不留行籽贴压。5天换对侧耳穴,每天按揉3次,每次按揉3分钟,10次为1个疗程。

第三十七节 再生障碍性贫血

【概述】

再生障碍性贫血是一种以全血细胞减少为主要表现的临床综合征。可由不同的病因和发病机制所引起,但骨髓造血功能障碍为其共同特征。临床表现为全血细胞减少,或选择性红细胞、白细胞或血小板减少,出现疲劳、苍白、心动过速、紫癜、出血或感染伴发热。

中医学认为,本病与心、肝、脾、肾四脏亏损有关,其关键又在于脾肾两脏虚损。肾精亏虚,骨髓不充;或因饮食失调,劳倦内伤致脾气虚弱,气血虚少而发本病。本病相当于中医学的"虚劳"、"血证"的范畴。

【治疗方法】

主穴:肾、脾、肾上腺。

配穴:若以脾虚不能化生血液为由加胃、大肠;气虚短气、乏力者加肺、三焦。

方法:取以上主穴,随症取配穴,探得耳穴敏感点,用王不留行籽贴压。每次取单侧耳穴,每次按揉3分钟,每天早、中、晚各按揉1次。10次为1个疗程,疗程间隔为3天。

第三十八节　糖尿病

【概述】

糖尿病是由于体内胰岛素分泌不足而引起的糖代谢紊乱,表现为血糖增高和糖尿等。主要症状为多饮、多食、多尿,消瘦、乏力。

本病属于中医"消渴"范畴。由于症状主次不同,分为上、中、下三消。以口渴多饮为上消,属肺;多食善饥为中消,属胃;多饮多尿为下消,属肾。但临床上三消多同时出现。本病发生多因素体肾亏,肺胃郁热,消耗阴液,致中气亏损,肾气不足而引起。同时也与思虑过度,情绪不安。多食膏粱厚味,饮酒过度,姿情纵欲等有关。

【治疗方法】

疗法一

主穴:胰、胆、三焦、内分泌、缘中。

配穴:多饮者加肺、上屏;多食者加脾、胃、下屏;多尿者加肾。

方法：取以上主穴并随症配穴，用王不留行籽贴压，对压或直压手法按压，每次取一侧耳穴，双耳交替，隔日1换，10次为1个疗程。

疗法二

主穴：胰腺炎点、内分泌、肺、胃、肾。

配穴：以烦渴多饮为主者加上屏；以多食为主者加下屏；以多尿为主者加膀胱。

方法：取以上主穴，随症取配穴，探得耳穴敏感点，用王不留行籽贴压。每天3~5次，每次揉按3分钟，中等强度刺激。3天换对侧耳穴，10次为1个疗程。本法对早期或轻型者有辅助治疗作用。

疗法三

主穴：胰、胆、内分泌、肾、三焦。

配穴：耳迷根、胃、心；有感染时加耳尖、屏尖；皮肤瘙痒加肺、风溪、神门；性功能障碍加内生殖器、皮质下。

方法：取以上主穴，随症取配穴，探得耳穴敏感点，用王不留行籽贴压。

疗法四

主穴：胰、胆、内分泌、肾、三焦、耳迷根。

配穴：饮水多者加肺、上屏；多食者加胃、下屏；皮肤瘙痒、长疖肿者加神门、心；伴性机能减退、月经不调者加肝、内生殖器。

方法：取以上主穴，随症取配穴，探得耳穴最敏感点，用王不留行籽贴压。按压手法以对压或直压法为主。每次取一侧耳穴，3天更换一侧耳穴，5~10次为1个疗程。

第三十九节 肾小球肾炎

【概述】

肾小球肾炎，是机体对溶血性链球菌感染后发生的变态反应性疾病，病变常常是双侧肾脏弥漫性病变。病情发展较慢，病程在1年以上。初起病人可毫无症状，但随病情的发展逐渐出现蛋白尿及血尿，病人表现为疲乏无力、浮肿、贫血、抵抗力降低以及高血压等症。晚期病人可出现肾功能衰竭而致死亡。本病多发生于青壮年。

中医认为本病属"虚劳"、"水肿"范畴,本病病本在肾,若外邪侵袭,湿热内蕴,饮食起居失常,或劳倦内伤等均可导致肺不通调,脾失转输,肾失开阖,终致膀胱气化无权,三焦水逆失畅,水液停聚,泛溢肌肤而成水肿、尿液异常等症。

【耳诊表现】

肾区多呈片状白色或皱褶性圆圈,有光泽,少数呈丘疹样白色。

【治疗方法】

疗法一

主穴:肾、交感、肾上腺、内分泌、脾、膀胱、肾炎点。

配穴:发热者加耳尖放血;血压高者加耳背沟放血或降压点。

方法:取以上主穴,随症取配穴,探得耳穴最敏感点,用王不留行籽贴压。按压手法以对压或直压法为主。每天1次,7～10次为1个疗程。

疗法二

主穴:膀胱、内分泌、肾炎点。

配穴:肝、脾、前列腺;血压高加降压点、耳背沟。

方法:取以上主穴,随症取配穴,探得耳穴敏感点,用王不留行籽贴压。

疗法三

主穴:肺、脾、肾、三焦。

配穴:血压高加耳背沟;呕吐加贲门。

方法:取以上主穴,随症取配穴,探得耳穴敏感点,用王不留行籽贴压。每天按压耳穴2～3次,每次1～3分钟。双耳或单耳交替使用,每2～3天1换。

第四十节 尿路感染

【概述】

尿路感染又称泌尿系感染,是一种由细菌侵袭而引起的泌尿系疾病。临床上又分泌尿道感染(输尿管炎、肾盂肾炎)和下尿道感染(尿道炎、膀胱炎)。表现为尿频、尿急、尿痛,偶有血尿、腰痛。急性期多伴见恶寒发热;慢性期多伴见低热。

本病属中医"淋病"、"腰痛"病范畴。女性多见。多因下焦湿热素盛,复受外邪侵袭,以致湿热蕴积,下注膀胱;或热盛伤及肾阴,肾阴不足、虚火上扰;或正气亏虚、伤及脾肾所致。

【耳诊表现】

急性膀胱炎可在膀胱区看到点状红晕,或点状白色,边缘红晕。少数为丘疹红晕有光泽。慢性膀胱炎则为点片状白色或丘疹。

【治疗方法】

疗法一

主穴:尿道、膀胱、外生殖器。

配穴:尿道炎加输尿管、三焦;肾盂肾炎加肾、脾;发热者加耳尖放血。

方法:取以上主穴,随症取配穴,探得耳穴敏感点,用王不留行籽贴压。隔日1次。

疗法二

主穴:膀胱、肾、交感、尿道、神门、皮质下、耳尖。

配穴:发热加耳尖放血、退热穴;尿痛加尿道、外生殖器。

方法:取以上主穴,随症取配穴,探得耳穴敏感点,用王不留行籽贴压。

疗法三

主穴:肾、尿道、膀胱、外生殖器、内分泌、肾上腺。

配穴:肾盂肾炎加肾炎点、脾;急性肾盂肾炎加肺、三焦;尿道炎加输尿管、三焦;膀胱炎加输尿管、皮质下,发热者加耳尖放血。

方法:取以上主穴,随症取配穴,每次选敏感点3~5个,用王不留行籽贴压。急性期刺激宜强。

【备注】

耳穴疗法对消除膀胱刺激症疗效较好,对尿液异常及全身症状也有改善和治疗作用。慢性肾盂肾炎往往迁延日久、反复发作,治疗要坚持,并需注重消除诱发感染的各种因素,如注意阴部卫生,配合治疗糖尿病、肾结石及尿路梗阻等。

第四十一节　尿潴留

【概述】

尿潴留是以排尿困难,全日总尿量明显减少,小便点滴而出,甚则闭塞不通为临床特征的一种病症。中医名"癃闭",其中以小便不利,点滴而短少,病势较缓者称为"癃";以小便闭塞,点滴全无,病势较急者称为"闭"。

【治疗方法】

疗法一

主穴:肾、膀胱、尿道、交感、脑点。

方法:取以上主穴,探寻耳穴敏感点,用王不留行籽贴压。取双侧耳穴,用拇指以中等力度揉按4～6分钟,每日4～6次。

疗法二

主穴:膀胱、尿道、肾、皮质下。

方法:取以上主穴,探寻耳穴敏感点,用王不留行籽贴压。按压手法以对压或直压法为主。强刺激5～10分钟,半小时内一般可自行排尿。1次按压未排尿,再予按压,1小时后未排尿者为无效。

第四十二节　尿失禁

【概述】

尿失禁是指不能控制排尿,致使尿液淋漓不尽或不自主地外溢。是一种常见的症状,尤以老年人、病后体弱者为多。

【治疗方法】

疗法一

主穴:膀胱、尿道、肾、肝、胰、胆、交感。

方法:取以上主穴用王不留行籽贴压。按压手法以对压或直压法为主。

疗法二

主穴:膀胱、尿道、肾、皮质下、交感。

方法:取以上主穴,探得耳穴敏感点,用王不留行籽贴压。每天按压3～5次,每次2～3分钟,双侧耳穴交替使用,隔日1换。

【备注】

本法对因喷嚏或跳跃等腹压增加时出现的压力性尿失禁有较好的疗效。

第四十三节 尿 频

【概述】

尿频是指小便频数,是泌尿系统疾病的常见症状,一般夜间小便超过3次以上,白天小便超过5次以上,较正常情况下明显增多者即为尿频。夜间尿频严重者会影响睡眠。无论是器质性疾病、功能性疾病及炎症性疾病均可引起。

中医认为本病多由肾气虚衰,或湿热下注所致。

【治疗方法】

疗法一

主穴:膀胱、肾、缘中、脾、皮质下。

方法:取以上主穴,随症取配穴,探得耳穴最敏感点,用王不留行籽贴压。按压手法以对压或直压法为主。

疗法二

主穴:尿道、膀胱、肾、缘中、皮质下。

配穴:夜间尿频严重者加枕、内分泌;伴乏力,面色㿠白者加脾;伴小便灼热、短赤而痛者加三焦、肝、交感。

方法:取所有主穴,随症选1～2个配穴。用王不留行籽贴压,以直压或点压手法按压,每次取一侧耳穴,2～3日1换,左右耳交替,5次为1个疗程。

【备注】

应尽量减少对膀胱、尿意的注意力,治疗期间宜少饮水配合,一般1~2个疗程显效。

第四十四节　泌尿系结石

【概述】

泌尿系结石可分为上尿路结石和下尿路结石。上尿路结石位于肾内和输尿管内,下尿路结石位于膀胱内和尿道内。发病率男性高于女性,男女之比约为3∶1。

肾结石绞痛发作多自腰部沿大腿内侧向下放射,输尿管结石绞痛多在下腹部,向肛门周围放射,并可伴有恶心、呕吐、痛后血尿,活动加重;膀胱结石可出现排尿中断;尿道结石多见于男性,表现尿道疼痛、尿流不畅,有时成滴排尿。本病属中医的淋证范畴。

【耳诊表现】

可在肾区看到点状白色,边缘红晕或点状黯红,边缘整齐。

【治疗方法】

疗法一

主穴:肾、输尿管、膀胱、三焦。

配穴:腰痛剧烈者加腰骶椎、神门;血尿或小便淋漓不尽者加肺、尿道。

方法:取以上主穴,随症取配穴,探得耳穴敏感点,用王不留行籽贴压。每日按压4~5次,每次20~30分钟,每隔2~3天更换一侧耳穴。10次为1个疗程。

疗法二

主穴:肾、输尿管、膀胱、三焦、交感。

配穴:腰痛明显者加腰痛点、神门、皮质下;血尿或小便淋漓不尽者加肺、肾上腺、外生殖路、尿道;精神不振、饮食无味者加口、脾、胃。

方法:取以上主穴,随症取配穴,探得耳穴最敏感点,用王不留行籽贴压。按压手法以对压或直压法为主。每次取一侧耳穴,每日按压4～5次,每次20～30分钟,每2～3天更换一侧耳穴,10次为1个疗程,疗程间隔1周。

疗法三

主穴:肾、输尿管、膀胱、内分泌、皮质下、耳轮压痛点。

配穴:肾绞痛发作加交感;继发感染加耳尖;按放射痛部位,加腰痛点、腹、尿道。

方法:取以上主穴,随症取配穴,探得耳穴最敏感点,用王不留行籽贴压。每日3～4次,以耳郭出现热感为度。隔日埋籽1次,两耳左右轮换,10次为1个疗程。每日饮水2000ml以上,鼓励增加运动。

疗法四

主穴:肾、膀胱、输尿管、交感。

配穴:脾、神门、三焦、腰椎、尿道。

方法:取以上主穴,随症取配穴,每次取穴4～5个,用王不留行籽贴压。每日按压耳穴3次,每次持续按压30分钟,两耳交替施治,隔日换贴1次,15次为1个疗程。每日做跳跃运动3次,每次5～10分钟。

疗法五

主穴:肾、输尿管、肝、脾、交感、三焦、内分泌、耳尖、皮质下。

配穴:疼痛甚者加交感、神门;肾虚明显者加脾、肾;阴液不足者取肾、三焦、内分泌;湿重者可加输尿管、大肠、胃穴。

方法:取以上主穴3～5个,随症取配穴,用王不留行籽贴压。每天按压3～4次,每次按压10分钟。10次为1个疗程。

疗法六

主穴:肾、输尿管、膀胱、神门、交感、尿道、肾上腺。

方法:取以上主穴,探寻耳穴最敏感点,用王不留行籽贴压。每日按压2～3次,每次持续20分钟,两耳隔日换贴1次。

疗法七

主穴:肾、膀胱、肺、交感。

配穴:腰痛明显者加腰痛点、神门、皮质下;血尿或小便淋漓不尽者加三焦、肾上腺、外生殖器、尿道;精神不振,饮食无味者加口、脾、胃。

方法:取以上主穴,随症取配穴,探得耳穴最敏感点,用王不留行籽贴压。每天按压3次,每次10～15分钟。隔天更换穴位1次。15次为1个疗程。

疗法八

主穴：肾、输尿管、膀胱、尿道、外生殖器、三焦、交感、神门、皮质下、肾上腺。

配穴：肾盂积水加脾、肺、内分泌。

方法：取以上主穴，随症取配穴，探得耳穴最敏感点，用王不留行籽贴压。每穴按压2～3分钟，每日按压耳穴4～5次，以加强刺激，双耳轮换治疗，3天换1次，10次为1个疗程。

疗法九

主穴：肾、膀胱、输尿管、尿道、三焦、外生殖器。

方法：取以上主穴，探寻耳穴最敏感点，用王不留行籽贴压。每日压迫5次，直至耳穴处有微痛感为适度，每次时间为30分钟，饮水250～500ml，并适当增加活动量，以促进排石。

疗法十

主穴：肾、输尿管、交感、皮质下、腹、尿道、膀胱、耳迷根。

配穴：绞痛加神门、腰痛点、皮质下。

方法：取以上主穴，随症取配穴，探得耳穴敏感点，用王不留行籽贴压。治疗由结石引起的绞痛时用强刺激手法。

疗法十一

主穴：肾、膀胱、输尿管、尿道、三焦。

配穴：湿热下注者加耳尖、交感；气机郁结者加肝、脾；腰痛甚者加腰痛点、神门、皮质下。

方法：按结石发生部位和辨证取主穴及配穴4～6个。采用王不留行籽贴压。以直压法和对压法为主，急性期疼痛剧烈者宜强刺激。每次贴压1侧耳穴，两侧交替。2～3日1换，10次为1个疗程，疗程间隔3～5日。

第四十五节 尿崩症

【概述】

是由于下丘脑-神经脑垂体机能减退、抗利尿激素分泌过少所引起。临床表现为多尿（每日可在4～6L以上，多则达10～12L），口渴、饮水甚频，伴以头痛、疲乏、肌肉痛、体重减轻、体温降低、心动过速及便秘等。

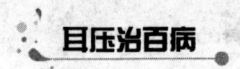

【治疗方法】

主穴：交感、丘脑、缘中、内分泌、上屏、肾、肺、膀胱。

方法：取以上主穴3～5个，用王不留行籽贴压。按压手法以对压或直压法为主。每日1次，10次为1个疗程。

第四十六节　单纯性肥胖

【概述】

单纯性肥胖是指摄入的热量超过消耗的热量，导致人体脂肪过多积聚，排除继发于神经、内分泌和代谢阻碍等疾病所引起的肥胖。单纯性肥胖可因饮食、生活习惯、病后休养和体力活动减少以及遗传等方面的因素而致。可发生于任何年龄，但以中年人多见。单纯性肥胖一般无症状，重者可出现头晕、头昏、头痛、乏力、神疲、情绪抑郁、性功能减退等。

正常成人标准体重(kg)=[身高(cm)－100]×0.9。儿童标准体重(kg)=年龄×2+8。超过20%～30%为轻度肥胖；超过30%～50%为中度肥胖；超过50%以上为重度肥胖。

本病属于中医"气虚"、"痰湿内阻"的范围。

【治疗方法】

疗法一

主穴：内分泌、三焦、胃、小肠、脾、肾。

配穴：过食者加下屏；过睡者加额；饮水多者加上屏、肺；便秘者加大肠；动则气急汗出者加肺。

方法：取以上主穴，随症取配穴，探得耳穴敏感点，用王不留行籽贴压。每次取一侧耳穴，每天在感觉饥饿时或饭前按压，每次按压3分钟左右，中等强度刺激，3天换对侧耳穴，7次为1个疗程，疗程间隔5天。

疗法二

主穴：内分泌、丘脑、肺、三焦、大肠。

配穴：过食者加下屏；过睡者加兴奋点、额；饮水多者加上屏、肺、胃；尿少或

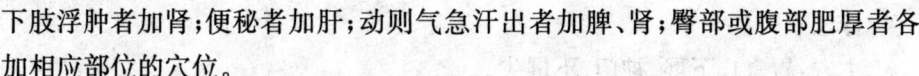

下肢浮肿者加肾;便秘者加肝;动则气急汗出者加脾、肾;臀部或腹部肥厚者各加相应部位的穴位。

方法:取以上主穴,随症取配穴,探得耳穴最敏感点,用王不留行籽贴压。按压手法以对压或直压法为主。每次取一侧耳穴,饭前按压,每次每穴按压3分钟左右,3天换对侧耳穴,5次为1个疗程,疗程间隔1天。

疗法三

主穴:内分泌紊乱者取内分泌、卵巢、肾上腺、交感、心、神门;食欲旺盛者配口、脾、胃、交感、神门、内分泌。

方法:取以上主穴4~6个,随症取配穴,探得耳穴最敏感点,用王不留行籽贴压。每周更换2次,10次为1个疗程。

疗法四

主穴:下屏、口、肺、脾。

配穴:内分泌、直肠、肾。

方法:取以上主穴,随症取配穴,用白芥子或王不留行籽贴压。每周贴换1次,5次为1个疗程。休息1个月后,再做第2个疗程。

疗法五

主穴:肺、胃、耳中、下屏、神门、三焦、食道、脾。

方法:取以上主穴,探得耳穴最敏感点,用王不留行籽贴压。以后每日(餐前或饥饿时为佳)自压药籽5次以上,每次每穴需用力按压30秒钟以上,以有酸、麻、胀、热感及疼痛为宜。每次取单耳,双耳交替贴压,5天换1次,3次为1个疗程。

疗法六

主穴:内分泌、丘脑、卵巢、脑点、下屏、上屏、神门、脾、胃。

方法:取以上主穴4~6穴,内分泌紊乱取内分泌、丘脑、卵巢、脑点;食欲过盛取下屏、上屏、脾、胃;嗜睡加丘脑、神门,用绿豆贴压。每周1次,5次为1个疗程,1个疗程结束休息1周再进行第2个疗程。

疗法七

主穴:内分泌、神门。

配穴:大肠、口、胃、肺、贲门。

方法:取以上主穴,随症取配穴,探得耳穴最敏感点,用王不留行籽贴压。每次只贴单侧,两耳交替应用。每周1次,10次为1个疗程。

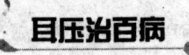

疗法八

主穴：胃、口、下屏、神门、下屏尖。

配穴：内分泌、肾上腺、皮质下、缘中、三焦、肺、小肠、肾；伴有胆囊炎或胆结石者加胰、胆、肝；伴有大便干燥者加大肠、盲肠、肺；伴有神经衰弱、睡眠欠佳者加心、垂前；伴有头晕嗜睡者加脾、枕、额、颈椎；伴有水肿、四肢倦怠乏力者加脾、肾；伴有高血压者加耳背肝、耳背肾、耳背沟；伴有更年期综合征者加肾、内生殖器。

方法：取以上主穴，随症取配穴，探得耳穴最敏感点，用王不留行籽贴压。每日自行按压 5～7 次，每次按压各穴 20～30 次，按压强度以感到局部有酸、麻、胀、痛感为佳。每次贴压一侧耳穴，隔 3～5 日换另一侧耳穴，10 次为 1 个疗程，一般连续治疗 3～5 个疗程。

疗法九

主穴：内分泌、肾上腺、脑点、皮质下、肾。

方法：取以上主穴，探寻耳穴最敏感点，用王不留行籽贴压。每日按 3 次，以痛为度。两耳交替，10 次为 1 个疗程，共治疗 2～3 个疗程。

疗法十

主穴：内分泌、脑点、肺、胃、口、下屏、膈。

方法：取以上主穴，探得耳穴最敏感点，用王不留行籽贴压。用食、拇指捻压至沉麻胀痛等感觉时，留置 2～3 日，下次更换药籽，10 次为 1 个疗程。

疗法十一

主穴：肺、脾、肝、胃、神门、皮质下、下屏。

方法：取以上主穴，探得耳穴最敏感点，用王不留行籽贴压。每天每穴按压 4～8 次，每次每穴 5 分钟，以微有痛感为度。贴药第 7 日晨，揭弃胶布及药物，擦拭干净，休息 1 天后贴压第 2 次，4 次为 1 个疗程。

疗法十二

主穴：第一组：脾、神门；第二组：肺、交感。

方法：每次取一组，交替取之。探得耳穴最敏感点，用王不留行籽贴压。每顿饭前自行按压穴位 5 分钟，按压时局部以有痛感为佳，每 7 天更换 1 次，4 次为 1 个疗程。

疗法十三

主穴：下屏、神门、胃、肺、贲门、食道、腹。

配穴：嗜睡者去神门加兴奋点；食欲亢进、喜饮者加上屏；便秘者加大肠；伴高血压者加耳背沟。

方法：取以上主穴，随症取配穴，探得耳穴最敏感点，用王不留行籽贴压。每日自压药粒5次以上，餐前必压，每次每穴按压20秒钟左右，以有酸、胀、灼热感为度。5天交替换贴另一侧，6次为1个疗程，一共治疗3个疗程。

疗法十四

主穴：内分泌、肾上腺、脑点、肾、丘脑。

配穴：胃、肺、口、三焦。

方法：取以上主穴，随症取配穴，探得耳穴敏感点，用王不留行籽贴压。

疗法十五

主穴：脾、胃、三焦、内分泌、皮质下、交感、下屏。

配穴：食欲过盛者配口、神门；轻度浮肿者加肾、艇中；另外可根据肥胖突出的不同部位分别加配颈、腹、臀穴。

方法：取所有主穴，随症配1～2个配穴，用王不留行籽贴压，以对压或直压强刺激手法按压，每次取一侧耳穴，双耳交替，3～5日1换。亦可将所选穴分为两组分别贴压于左右耳，3～5日后交换穴位贴压，10次为1个疗程。若食欲过盛，在饭前或有饥饿感时按压数分钟效佳。

第四十七节　单纯性甲状腺肿

【概述】

单纯性甲状腺肿最常见的原因是缺碘，碘相对性不足导致功能的活动过度和腺体增生。在甲状腺肿发病中，还有其他未知因素起作用。当甲状腺素需要量增大时（如青春期或妊娠期）可出现暂时性单纯性甲状腺肿。甲状腺肿大可看出或摸出，可能没有症状，或者有颈、胸部组织受压所致症状，如喘鸣、吞咽困难和呼吸困难。

单纯性甲状腺肿属中医学的"瘿病"范畴。中医学认为，本病多因水土因素，情志不畅，忧思气结，肾气虚损所致脏腑失调，经络阻滞导致气滞、血瘀、痰凝，结于颈部而发病。

【治疗方法】

主穴：颈、肾上腺。

配穴:若兼见胸闷者加胸;若见吞咽困难者加咽喉;若兼见呼吸困难者加肺;伴心悸者加心。

方法:取以上主穴,随症取配穴,探得耳穴敏感点,用王不留行籽贴压。两耳交替使用,每周换2次,10次为1个疗程。

第四十八节 甲状腺功能亢进症

【概述】

甲状腺功能亢进属内分泌系统疾病,由多种原因引起甲状腺素分泌旺盛所致。临床表现:前颈部甲状腺呈弥漫性肿大,性急,心悸,多汗,怕热,失眠,手颤,食欲亢进,体重减轻,眼突,基础代谢升高等。

本病属中医"瘿病"或"气瘿"范畴。多因情志不舒,气滞不化,痰瘀凝结,或外感六淫。致使气血瘀滞,经络阻塞,搏结于颈部而成本病。其病理变化广泛,可涉及肝、肾、心、肺、脾等多个脏腑。

【治疗方法】

疗法一

主穴:内分泌、神门、肾、肝、肾上腺。

配穴:食欲亢进而形体消瘦者加脾、胃;甲状腺肿大,压迫局部产生症状者加颈、咽喉;心律不齐、惊悸者加心。

方法:取以上主穴,随症取配穴,探得耳穴敏感点,用王不留行籽贴压。3日换1次耳穴,中等强度刺激。10次为1个疗程。病情重者应结合药物治疗。

疗法二

主穴:内分泌、神门、甲状腺、心、肺、肾、下屏。

方法:取以上主穴,探得耳穴最敏感点,用王不留行籽贴压。按压手法以对压或直压法为主。10次为1个疗程。病情重者应结合药物治疗。

疗法三

主穴:甲状腺、神门、内分泌、丘脑。

配穴:颈、肾、肾上腺、胃;多虑、失眠、易激动时加神门、脑点、失眠;心动过速时加心、小肠;月经不调加卵巢、内分泌。

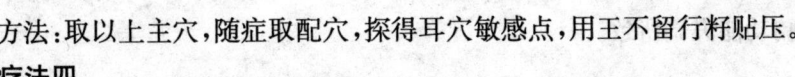

方法:取以上主穴,随症取配穴,探得耳穴敏感点,用王不留行籽贴压。

疗法四

主穴:颈、内分泌、缘中、皮质下、脾、肝。

配穴:情绪易激动、焦虑、心悸者加心、神门、枕穴;多食易饥者加下屏;怕热多汗者加肾、交感。

方法:取所有主穴,随症选1～2个配穴,用王不留行籽贴压,以直压或点压手法按压。每次取一侧耳穴,左右耳交替,3～5日1换。10次为1个疗程。

第四十九节 甲状腺功能减退症

【概述】

甲状腺功能减退症简称甲减,是由甲状腺激素合成或分泌不足引起的疾病。甲状腺功能减退始于胎儿期或新生儿期者,称为呆小病(克汀病);功能减退始于儿童期者称为幼年型甲减;功能减退始于成人期者称成年型甲减。

【治疗方法】

主穴:甲状腺、内分泌、缘中、皮质下、肾、内生殖器、睾丸。

方法:取以上主穴3～5个,用王不留行籽贴压,中等度刺激,30天为1个疗程,疗程间隔7天。

第五十节 神经衰弱

【概述】

神经衰弱是一种常见的神经功能性疾病。多见于青壮年,常因精神创伤、用脑过度、长期精神紧张等因素使大脑皮层兴奋和抑制功能的平衡失调所致。临床表现复杂多样,几乎涉及所有的器官系统,但无器质性病变存在。主要表现有失眠、多梦、头晕、头痛、焦虑、多疑、神疲、注意力不集中、记忆力减迟等。

本病属中医"不寐"、"健忘"、"惊悸"等范畴。多因情志内伤,或大病久病之后,脏腑功能失调所致。

【耳诊表现】

缘中穴呈黯红色点状有光泽。肝区呈淡红色片状,胆区呈黯红包片状或条段状。

【治疗方法】

疗法一

主穴:神门、皮质下、交感、心、脾、肾、内分泌。

配穴:急躁易怒者加肝。

方法:取以上主穴,随症取配穴,探得耳穴敏感点,用王不留行籽贴压。每天用手指按压耳穴处2~3次,每次1~3分钟,双耳或单耳交替使用,每3天1换。

疗法二

主穴:脑点、皮质下。

配穴:心悸加心;气短呼吸困难加肺;上腹不适加胃;下腹不适加大肠。

方法:取所有主穴。随症选1~2个配穴,用王不留行籽贴压。一般用直压法按压,如属虚证者可用点压法,每次取一侧耳穴,2~3日1换。

疗法三

主穴:皮质下、神门、心、肾。

方法:取以上主穴3~4个,探得耳穴最敏感点,用王不留行籽贴压双侧耳穴。隔日换贴1次,每日按压数次,以产生痛或酸胀感为度。

疗法四

主穴:神门、心、神经衰弱点、皮质下、枕。

配穴:肝、脾、胃、肾。

方法:取以上主穴,随症取配穴,用香桂活血膏贴王不留行籽贴压。3天换1次,10次为1个疗程,两疗程间隔10天。

疗法五

主穴:心、神门、神经衰弱点、肘。

配穴:心脾两虚者加脾;心肾不交者加肾;心虚胆怯者加胆;情志不舒者加肝、胆;阴虚火旺者加肝、肾;胃失和降者加脾、胃、三焦。

方法:取以上主穴,随症取配穴,探得耳穴最敏感点,用王不留行籽贴压。

每天按压不少于3次,尤其睡前30分钟必须按压。每3天换药1次。一般每次只贴一侧耳穴,左右耳穴交替用。10次为1个疗程。

疗法六

主穴:神门、肾、心、脑点。

方法:取以上主穴,随症取配穴,探得耳穴最敏感点,用王不留行籽贴压。每日自行按摩耳穴3~5次,使耳郭发热为宜,每贴压1次保持5天,一般取单侧耳穴,两耳轮换贴压,5次为1个疗程。

疗法七

主穴:耳尖、神门、神经衰弱点、交感。

配穴:心肾不交者加心、肾、皮质下;心脾两虚者加心、脾、内分泌;肝郁气滞者加肝、胆、大肠。

方法:取以上主穴,随症取配穴,探得耳穴最敏感点,用王不留行籽贴压。每日按压耳穴5次,3~5天更换(两耳交替)1次,10次为1个疗程。

疗法八

主穴:心、肾、神门。

配穴:头晕取肾、额、颞、脑干;以不寐为主者取肾、心;以惊悸为主者取心、肾、小肠、神门。

方法:取以上主穴,随症取配穴,探得耳穴最敏感点,用王不留行籽贴压。按压片刻,并告诉患者每天按压3~4次,每5天换药1次,2次为1个疗程,如连续2个疗程仍无效者,即停止治疗,改用其他方法。本疗法治疗期间,不用任何药物。

疗法九

主穴:耳尖、神门、心、皮质下、枕、神经衰弱点。

配穴:心脾两虚型加脾;肝郁气滞型加肝;心肾不交型加肾;胃失和降型加胃。

方法:取以上主穴,随症取配穴,探得耳穴最敏感点,用王不留行籽贴压。先行耳尖放血,再用胶布压王不留行籽于耳穴上,两侧交替使用,每3天1次,每日按压2~3次,每次1~2分钟,以加强穴位刺激。治疗5次为1个疗程。

疗法十

主穴:神门、心、脾、皮质下。

配穴:肺、肾、小肠、枕、额。

方法:取以上主穴,随症取配穴,探得耳穴最敏感点,用王不留行籽贴压。

两耳交替使用。隔日1次,10次为1个疗程,每日按压6~8次,每次5~8分钟。

疗法十一

主穴:耳尖、神门、心、枕、神经衰弱区、神经衰弱点。

配穴:心脾两虚配脾、小肠;心肾不交配肝、肾;心气虚配肝、胆;肝郁气滞配肝、三焦;肾阳虚配内生殖器、内分泌、肾;胃失和降配胃、脾、三焦。

方法:取以上主穴,随症取配穴,用绿豆贴压。嘱患者每日按压3~5次,每次使之发热为宜。每次贴3~5天,休息1日再贴,6次为1个疗程,可持续1~3个疗程。

疗法十二

主穴:耳尖、神门、心、神经衰弱区、缘中、皮质下。

配穴:头晕乏力加脾、小肠;记忆力衰减加兴奋点、额;心烦口干加肾、肝;心悸、易惊醒加肝、胰、胆;早醒难入睡加垂前;心烦易怒、口苦或胁痛加肝、三焦;腰膝酸软、遗精等加内生殖器、内分泌、肾;腹胀、不欲食、呃逆欲呕加胃、脾、三焦。

方法:取以上主穴4~5个,随症取配穴,用王不留行籽贴压。按压手法以对压或直压法为主。每天按压3~5次,3~5天更换,10次为1个疗程,疗程间隔1周。

疗法十三

主穴:神门、心、皮质下、脑点、小肠、丘脑。

配穴:肾、脾、肝、额、脑干、失眠穴;症状明显时可耳尖放血,性功能减退加内分泌、内生殖器;月经不调加内分泌、卵巢。

方法:取以上主穴,随症取配穴,探得耳穴敏感点,用王不留行籽贴压。

疗法十四

主穴:心、肾、神门、皮质下、缘中、垂前、交感。

配穴:心虚胆怯者加胆;心脾两虚者加脾;肝气郁滞者加肝;胃失和降者加胃。

方法:取所有主穴。随症选1~2个配穴,多用王不留行籽贴压。一般用直压法按压,如属虚证者可用点压法,每次取一侧耳穴,2~3日1换。左右耳交替,10次为1个疗程。

第五十一节 失 眠

【概述】

失眠是指以经常不能获得正常睡眠为特征的一种病症,又称不寐。多见于神经官能症、更年期综合征等多种病症。其轻者不易入睡、或睡后易醒,重者通宵达旦不能入睡,以至变症丛生。

中医学认为本病属于"不寐"、"不得眠"、"目不瞑"、"不得卧"等范畴,多由心、肝、胆、脾、肾失调及阴虚火旺、痰热内扰等所致。

【耳诊表现】

心穴区呈针尖样凸起,肝、胆区多见有点状或片状黯红色改变。

【治疗方法】

疗法一

主穴:心、神门、皮质下。

配穴:肝郁化火者加肝穴;心脾两虚者加脾穴;肝肾两虚者加肝、肾穴;更年期综合征者加肝、肾、内分泌穴。

方法:取以上主穴,随症取配穴,探得耳穴最敏感点,用王不留行籽贴压。每天按压3～5次,每次按压1～3分钟,以局部产生酸、麻、胀痛或耳郭发热为佳,注意睡前多按压。3～5天更换1次,天凉时可以1周更换1次,两耳交替贴压,6次为1个疗程。

疗法二

主穴:心、神门、皮质下、垂前、枕。

配穴:心脾两虚者加脾;心肾不交者加肾;肝阳扰动者加肝;脾胃不和者加脾、胃;心虚胆怯者加胰、胆、肝。

方法:取所有主穴,根据辨证选1～2个配穴,多用王不留行籽贴压,亦可用冰片贴压。实证用直压法按压,虚证用点压法按压,每次取一侧耳穴,2～3日1换。左右耳交替,10次为1个疗程。

疗法三

主穴:神门、枕、额、皮质下、心、颞。

配穴:肝、脾、肾等穴随症加减。

方法:取以上主穴,随症取配穴,探得耳穴最敏感点,用王不留行籽贴压。每日自行按压4~5次,每次按压3~5分钟,手法由轻到重,使局部产生酸、麻、胀、痛感。若能使耳郭发红、发热则效果更佳。睡前加强按压,2~3日更换压籽1次,两耳交替进行,5次为1个疗程。耳压期间停用其他治疗药物。

疗法四

主穴:心、小肠、肾、神经衰弱点、神门、皮质下。

方法:取以上主穴,随症取配穴,探得耳穴最敏感点,用王不留行籽贴压。每日自行按压耳穴数次,睡前15~30分钟尤需加强按压,隔天1次,两耳轮换,10次为1个疗程,休息10天后可进行第2个疗程。

疗法五

主穴:神门、心、肾、神经衰弱点。

配穴:枕、皮质下、脑干、脑点。

方法:取以上主穴,随症取配穴,用绿豆贴压。失眠伴头痛者手法稍重,久病及年老体弱者手法要轻,并每日自行按压2~4次,每次1~2分钟,5~6次为1个疗程。

疗法六

主穴:神门、枕、额、皮质下。

配穴:心脾两虚者加心、脾;心肾不交者加心、肾;肝阳上亢者加肝、三焦;心胆气虚者加心、肝、胆;胃中不和者加脾、胃;痰热内扰者加肺、脾;疼痛引起者加疼痛点。

方法:取以上主穴,随症取配穴,探得耳穴最敏感点,用王不留行籽贴压。先贴单侧耳穴,两耳交替贴压,让患者每天按揉所贴耳穴3次,每穴每次压5分钟,隔日换贴1次,3次为1个疗程。

疗法七

主穴:神门、皮质下。

配穴:心、肾、脑点。

方法:每次治疗选取1~2穴,探得耳穴最敏感点,用王不留行籽贴压。双耳同时应用。嘱患者每晚睡前揉按1次,约3~5分钟。一般5天更换1次,夏季出汗较多可3天更换1次,4次为1个疗程,一般1个疗程即可奏效或治愈。

疗法八

主穴:神门、枕小神经、神经衰弱点。

配穴:小肠、贲门。

方法:取以上主穴,随症取配穴,探得耳穴最敏感点,用王不留行籽贴压。每日早、晚用手指于压豆穴位上轻轻按揉,每次1～2分钟,以加强刺激,增强疗效。5～7日为1个疗程。每次取穴3～4个,休息2～3天,再进行第2个疗程。

疗法九

主穴:心、肝、肾、神门、枕。

配穴:胃气不和、多梦者加胃、脾;头痛者加颞、额、顶;注意力不易集中、健忘者加神经衰弱区、神经官能点。

方法:取以上主穴,随症取配穴,探得耳穴最敏感点,用王不留行籽贴压。每次只贴一侧耳穴,隔1～2日换贴另一侧耳穴。每日自行按压4～5次,每次5分钟,疼痛感以能耐受为度,1次为1个疗程,间隔5～7日后可继续治疗。

疗法十

主穴:心、肾、脑干、皮质下、神门、枕。

配穴:气血虚弱者加脾;肝肾亏损者加肝;脾胃失和者加胃。

方法:取以上主穴,随症取配穴,探得耳穴敏感点,用王不留行籽贴压。每天临睡前自行指压耳穴2～3分钟。每3天1换。

疗法十一

主穴:心、小肠、脑点、神门、交感。

配穴:冠心病患者伴有胸痛、胸闷、心悸等症加胸、心脏点等穴;中风偏瘫伴有肢体、语言障碍等症取肝、肾及相应的肢体穴位。

方法:取以上主穴,随症取配穴,探得耳穴最敏感点,用王不留行籽贴压。每天中午、晚上、睡前按压10～20分钟,以病人感到局部热痛和身上微汗为佳。

疗法十二

主穴:神门、交感、心、枕、皮质下。

配穴:心脾两虚型配脾;阴虚火旺型配肾;心胆气虚型配胰、胆;肝郁化火型配肝;痰热内扰型配三焦、脾、肺。

方法:取以上主穴,随症取配穴,探得耳穴最敏感点,用王不留行籽贴压。每日按揉上述诸穴3～5次,每次每穴按揉不少于1分钟,以局部产生酸、麻、胀、痛感及灼热感为度,间隔1～2日换1次,贴10次为1个疗程。

疗法十三

主穴：神门、脑干。

配穴：皮质下、头痛穴。

方法：取以上主穴，随症取配穴，用绿豆贴压。

疗法十四

主穴：神门、脑点、皮质下、交感、神经衰弱点。

配穴：心脾两虚型配心、脾；肝郁血虚型配胰、胆、肝；心肾不交型配心、肾；胃气不和型配胃；痰热内扰型配胰、胆、肺；心虚胆怯型配心、胰、胆；阴虚火旺型配肾；高血压者配降压点；喘息者配平喘；眼干涩者配眼；耳鸣者配耳穴；耳胀者配耳中；头痛者配颞。

方法：取以上主穴2个，随症取配穴1~2个，用冰片贴压。嘱患者每晚睡前按揉3~5分钟，顽固性失眠者可对压耳后加强穴，在神门、脑点等穴的耳背对应点用王不留行籽加压。3天更换耳穴1次，4次为1个疗程。

疗法十五

主穴：神门、交感、皮质下。

配穴：心脾两虚型加心、脾、胃；阴虚火旺型加肝、肾、内分泌；肝郁化火型加肝、胆、心；痰热内扰型加脾、胃、三焦。

方法：取以上主穴，随症取配穴，探得耳穴最敏感点，用王不留行籽贴压。3~5天更贴压另一侧。10天为1个疗程。

疗法十六

主穴：心、神门、肾、枕、脑干、皮质下、神经衰弱区。

方法：取以上主穴，用王不留行籽贴压，以对压或直压法按压。每次取一侧耳穴，2~3日1换，左右耳交替。

第五十二节 嗜 睡

【概述】

嗜睡，最为明显的症状是白天睡意过多，神疲欲卧，闭目即睡，蒙眬迷糊，同时伴有记忆力下降或记忆中断。现代医学多称之为自主神经功能紊乱症。

中医学认为本病多因肾阳虚所致，兼有心虚，或脾虚症状。

【耳诊表现】

脾、胃区呈有光泽的片状黯红色改变,心区有针尖样凸起,肝区有片状黯红色改变,无光泽。

【治疗方法】

主穴:肝、心、脾、胃、皮质下、兴奋点。

方法:取以上主穴,用王不留行籽贴压,以对压或直压法按压。每次取双侧耳穴,每日3～5次,2～3日1换。

第五十三节 多 梦

【概述】

多梦是睡眠不实,睡眠中梦扰纷乱,醒后感觉头昏神疲的表现。神经衰弱、大量脑力劳动导致脑神经兴奋过度、睡姿不正确、失眠症的影响也会导致多梦。

中医学认为,多梦的原因是气血不足、情志损伤、阴血亏虚、痰热内扰肝胆、劳累过度、饮食失节等。

【治疗方法】

主穴:心、肾、额。

配穴:严重者加皮质下。

方法:取以上主穴,随症取配穴,探得耳穴敏感点,用王不留行籽贴压。每天用手按压耳穴1～3次,每次3分钟,临睡前再压1次。每3天1换。

第五十四节 健 忘

【概述】

健忘是指记忆力差、遇事易忘的症状。多因心脾亏损,年老精气不足,或瘀

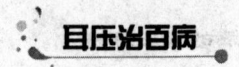

痰阻痹等所致。常见于精神疲劳,脑萎缩、头部内伤、中毒等疾病之中。可分为器质性健忘和功能性健忘两大类。

中医学认为,健忘是上气不足所致。

【治疗方法】

疗法一

主穴:神门、交感、皮质下、心、脾、肾。

配穴:肝肾阴虚加肝。

方法:取以上主穴,随症取配穴,探得耳穴敏感点,用王不留行籽贴压。每天用手指按压耳穴2~3次,每次1~3分钟,双耳或单耳交替使用,每3天1换。

疗法二

主穴:心、神门、脑点、皮质下。

配穴:心脾两虚则加脾、胃等穴;若心肾不交加肾、三焦穴;痰浊扰心加脾、三焦穴;瘀血攻心加内分泌。

方法:取以上主穴,随症取配穴,探得耳穴敏感点,用王不留行籽贴压。双耳取穴,用拇指以较轻力度揉按1~2分钟,每天8~10次,每2天更换1次。

第五十五节 头 痛

【概述】

头痛是临床上常见的一种症状。可由多种原因引起。常见的原因有:局部和邻近器官疾病、感染中毒性疾病、血管系统疾病和功能性疾病等。

中医认为本病分为外感头痛与内伤头痛。外感头痛多因感受风寒、风热所引起;内伤头痛,多因气血两虚,或肝肾两脏的病变所引起。

【耳诊表现】

在对耳屏或相应部位看到点状红晕或中心白色,边缘红晕,有光泽。

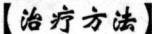

【治疗方法】

疗法一

主穴:颞、额、肾上腺、枕。

配穴:肝阳上亢者加肝;肾精亏虚者加肾;气血虚弱者加脾。

方法:取以上主穴,随症取配穴,探得耳穴敏感点,用王不留行籽贴压。每天用手指按压耳穴处2~3次,每次1~3分钟。2天1换。

疗法二

主穴:耳尖、神门、皮质下、枕、颞、额、心、肝、肾、交感。

配穴:感染引起者加肺、肾上腺、对屏尖,高血压者加肝阳、耳背沟、耳尖。

方法:取主穴4~5个,随症取配穴,用王不留行籽贴压。用对压或直压强刺激手法。每次取一侧耳穴,双耳交替。2~3日1换。5次为1个疗程。

疗法三

主穴:额、神门、皮质下、胃、缘中。

配穴:鼻窦炎引起者加内鼻、外鼻、肾上腺或对屏尖;发热者加轮3、轮4、轮5点刺放血;屈光不正引起的加眼;神经衰弱引起的加心、肾、缘中。

方法:取主穴,随症选取配穴,用王不留行籽贴压。用对压或直压强刺激手法。每次取一侧耳穴,双耳交替。2~3日1换。5次为1个疗程。本法主治前头痛。

疗法四

主穴:枕、顶、膀胱、肾、脑干、颈椎、神门、耳尖。

配穴:高血压者加耳背沟。

方法:取以上主穴,随症取配穴,探得耳穴最敏感点,用王不留行籽贴压。按压手法以对压或直压法为主。每次取一侧耳穴,双耳交替。2~3日1换。5次为1个疗程。本法主治后头痛。

疗法五

主穴:颞、肝、胰、胆、交感、皮质下、神门、肾。

配穴:发作与月经周期有关者加内分泌;伴恶心呕吐者加胃、枕。

方法:取以上主穴,随症取配穴,探得耳穴最敏感点,用王不留行籽贴压。按压手法以对压或直压法为主。每次取一侧耳穴,双耳交替。2~3日1换。5次为1个疗程。本法主治偏头痛。

疗法六

主穴：顶、枕、肝、膀胱、皮质下、神门。

方法：取主穴4~5个，用王不留行籽贴压。用对压或直压强刺激手法。每次取一侧耳穴，双耳交替。2~3日1换。5次为1个疗程。本法主治头顶痛。

疗法七

主穴：神门、脑、皮质下。

配穴：前额痛加额、颞；两侧及偏头痛加颞、肝、胆；额顶痛加顶、肝；枕后痛加枕、膀胱；风寒型加肺、兴奋点；风热型加扁桃体；肝阳型加肝、胆；肾虚型加肾、肝；气血亏虚型加心、脾；痰浊型加肺、脾。

方法：取以上主穴2~3个，随症取配穴1~2个，用冰片贴压。每日于三餐后及睡觉前半小时共按压4次，每次每穴用力按压50下。如头痛发作时，可立即按压1~3分钟。外感性头痛贴压双耳，内伤性头痛贴压单侧，左右交替，3日更换1次。顽固性头痛在神门、脑等穴的耳背对应点上用冰片或王不留籽加压。外感性及肝阳型手法要重，按压角度垂直于穴位处；肾虚及气血亏虚型手法要轻，既按且揉，以压丸不滚动为原则。

疗法八

主穴：神门、皮质下、心、肝、枕、颞。

配穴：内分泌、上耳根及耳尖放血。

方法：取以上主穴，随症取配穴，探得耳穴最敏感点，用绿豆贴压。轻轻按压，患者感到耳郭部有胀、热、痛等感觉力度。每日按压3~5次，每隔5~7日治疗1次，5次为1个疗程。

疗法九

主穴：神门、脑干。

配穴：脑点、头痛。

方法：取以上主穴，随症取配穴，用绿豆贴压。

疗法十

主穴：神门、额、枕、大肠、皮质下等相应部位和脏腑辨证取穴，如侧头痛取三焦、胆；前头痛取胃、大肠；后头痛取膀胱、肾。

方法：取以上主穴，并辨证取穴，探得耳穴最敏感点，用王不留行籽贴压。每穴按压1~2分钟，每日按压3~5次，间隔3~5日更换1次胶布。5次为1个疗程，休息2~3日再做第2个疗程。

疗法十一

主穴：耳尖、神门、皮质下、枕。

配穴：肝郁气滞者加肝；心脾两虚者加心、脾穴；肾虚者加肾、内分泌；胃失和降者加胃、三焦；头痛病位在太阳者加膀胱穴、阳明者加额穴、少阳者加颈穴、厥阴者加肝穴。

方法：取以上主穴，随症取配穴，探得耳穴最敏感点，用王不留行籽贴压。患者每日自行按压耳穴2~3次，2~5日1换。7次为1个疗程。1个疗程后休息1~2天再进行下1个疗程。

疗法十二

主穴：神门、交感、皮质下、肾上腺。

配穴：肝、枕小神经、颞、丘脑；恶心呕吐加胃；失眠加失眠穴、耳迷根；体质弱加肾、脾。

方法：取以上主穴，随症取配穴，探得耳穴敏感点，用王不留行籽贴压。

疗法十三

主穴：对应部位敏感点、神门。

配穴：前额痛加胃、肝；偏头痛加肝、胆；后头痛加膀胱；全头痛加脾；伴头晕失眠加垂前，高血压加肝阳。

方法：取以上主穴，随症取配穴，探得耳穴最敏感点，用王不留行籽贴压。嘱病人每日自行按压3次，3天1换，5次为1个疗程，每1个疗程之间休息3天，再行下1个疗程。

疗法十四

主穴：肝阳上亢型取肝阳、肾、肝、枕、神门；肝肾亏虚型取肝、肾、脾、神门、皮质下；血虚型取脾、肝、皮质下、神门；痰浊上犯型取脾、胃、肺、大肠、三焦；痰血阻络型取耳中、肝、神门、皮质下；风寒外袭型取肺、内鼻、神门、皮质下。

配穴：前头痛取额、胃；偏头痛取颈、胆；后头痛取枕、膀胱；头顶痛取顶。

方法：取以上主穴，随症取配穴，探得耳穴最敏感点，用王不留行籽贴压。用拇、食指按压，使受术者耳穴局部有酸、胀、微痛，耳郭有灼热感为度。每次贴1耳，3天更换1次，3次为1个疗程。

疗法十五

主穴：神门、颞、额、枕、皮质下、丘脑。

配穴：交感、膀胱、胆、内分泌、脑干；枕部疼痛加枕、枕小神经、脑干；发热加耳尖。

方法：取以上主穴，随症取配穴，探得耳穴敏感点，用王不留行籽贴压。

疗法十六

主穴：神门、耳尖。

配穴：肝、脾、肾、皮质下。

方法：取以上主穴，随症取配穴，探得耳穴最敏感点，用王不留行籽贴压。嘱患者每天自行按摩贴压处，按压3~4次，每次2分钟，切忌过分用力。隔日1次，两耳交替，应用10次为1个疗程。

疗法十七

主穴：脑干、额、枕、神门、皮质下。

配穴：肝阳上亢者加肝、肾；气血虚弱者加脾。

方法：取以上主穴，随症取配穴，探得耳穴敏感点，用王不留行籽贴压。用手指按压耳穴处1~3次，每次3分钟。每3天1换。

疗法十八

主穴：相应部位（额、颈、枕）、皮质下、交感、神门。

配穴：前头痛加胃；偏头痛加胰、胆；后头痛加膀胱；头项痛加肝；如属虚证加心、脾。

方法：取主穴4~5个，随症选1~2个配穴，采用王不留行籽贴压。用对压或直压强刺激手法，虚证用点压手法按压。每次取一侧耳穴，双耳交替。2~3日1换。5次为1个疗程。

第五十六节　脑震荡后遗症

【概述】

头部外伤后发生的中枢神经系统一时性功能障碍称为脑震荡。清醒后有逆行性健忘、头痛、头晕、头部麻木、恶心、耳鸣、注意力分散、失眠、自主神经功能紊乱等症，这些症状持续3个月以上为脑震荡后遗症。上述症状多因劳累、紧张、失眠而加重。

中医认为头部外伤则气血阻滞，脑失所养而见上述症状。

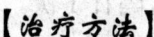

【治疗方法】

疗法一

主穴：额、枕、肾、皮质下、神门、缘中。

配穴：伴恶心呕吐者加胃；失眠健忘者加心；伴自主神经功能紊乱症状者加交感；病情日久者加耳尖放血。

方法：取以上所有主穴。随症选1~2个配穴，用王不留行籽贴压，以对压或直压手法按压，每次取一侧耳穴，2~3日1换，左右耳交替，10次为1个疗程。

疗法二

主穴：额、心、小肠、脑干。

配穴：头痛者加皮质下。

方法：取以上主穴，随症取配穴，探得耳穴敏感点，用王不留行籽贴压。每天用手指按压耳穴处3次，每次3分钟左右。每2天1换。

疗法三

主穴：肾、皮质下、脑干、耳尖、枕、额、肝。

配穴：头痛、头晕甚者加晕点；伴恶心呕吐者加胃、神门，多梦者加神门、心。

方法：取以上主穴，随症取配穴，探得耳穴最敏感点，用王不留行籽贴压。按压手法以对压或直压法为主。耳尖放血每周2次。

第五十七节　脑炎后遗症

【概述】

脑炎后遗症是指脑炎治疗后，还残留有神经、精神症状的疾病。症见肢体强直或手足痉挛，神志不清或精神障碍，大小便失常等。早期治疗能收到较好的疗效。

【治疗方法】

主穴：耳尖、肾、肝、心、皮质下、缘中、脑干。

方法：取以上主穴，随症取配穴，探得耳穴最敏感点，用王不留行籽贴压。

按压手法以对压或直压法为主。每日1次,耳尖点刺放血,隔日1次。10天1个疗程,疗程间隔5天。

第五十八节 脑中风后遗症

【概述】

脑中风后遗症是脑溢血或脑血栓形成急性期后出现的偏瘫、口眼㖞斜、语言不利等一系列症状。高血压、动脉粥样硬化是脑中风最常见的病因。血液动力学及血液黏稠度的改变为其病理基础。

本病属中医学"中风"、"卒中"、"厥证"、"偏风"、"偏枯"范畴。其病因多由于肝肾不足,肝阳上亢,火动生风,气血上冲于脑而致。本法治疗的主要对象是发病后经治疗清醒的后遗症。

【耳诊表现】

在对耳屏看到点状或小片状红晕。

【治疗方法】

疗法一

主穴:皮质下、脑点、肝、前列腺、三焦、胃、脾、耳迷根及相应部位。

配穴:失语加心、脾、舌;吞咽困难加口、耳迷根;血压高加降压点、耳背沟。

方法:取以上主穴,随症取配穴,探得耳穴敏感点,用王不留行籽贴压。

疗法二

主穴:脑干、肝阳、枕、臀、膝、踝、肩。

配穴:失语加额;吞咽困难加口、面颊。

方法:取以上主穴,随症取配穴,探得耳穴敏感点,用王不留行籽贴压。每日用手按压穴处3次,每次3分钟。每3日1换。

第五十九节 癫 痫

【概述】

癫痫是反复发作的暂时性中枢神经系统功能失常综合征,分为原发性癫痫和继发性癫痫。原发性癫痫多发病于儿童及青少年,可有家族遗传史;继发性癫痫继发于各种疾病,如脑外伤、脑炎、尿中毒等。本病大发作时猝然昏倒,不省人事,牙关紧闭,口吐白沫,角弓反张,抽搐或有吼叫声。小发作表现为短暂的意识障碍,手中所持之物突然跌落,每次发作仅几十秒钟。发作后肢体酸痛,精神委靡,反复发作者可见表情痴呆,智力减退。临床上以青少年与小儿为多见。

本病属中医"痫证",多因痰气交结、蒙蔽神明,或因外伤,气血瘀阻所致;或因惊吓、精神刺激,伤及肝肾所致。

【治疗方法】

疗法一

主穴:分两组取穴。一组:皮质下、枕、心、肾、胃;二组:神门、肝、额、颞、缘中。

方法:以上两组穴位交替使用,用王不留行籽贴压。按压手法以对压或直压法为主。5~10日为1个疗程,疗程间隔1周。

疗法二

主穴:神门、心、肾、皮质下、缘中、枕、胃。

配穴:痰多者加脾、大肠;抽搐甚者加肝。

方法:取以上主穴,随症取配穴,探得耳穴敏感点,用王不留行籽贴压。每天用手指按压耳穴2~3次,每次1~3分钟,双耳或单耳交替使用,每3天1换。

疗法三

主穴:脑点、神门、心、肝、皮质下。

方法:取以上主穴,探得耳穴敏感点,用王不留行籽贴压。取双侧耳穴,用拇指以中等力度对压2~3分钟,每日4~6次,每2天更换1次。

第六十节 肋间神经痛

【概述】

肋间神经痛是指一个或几个肋间神经分布区的经常性疼痛。可因胸壁和胸内器官疾病、肝胆病变、外伤、炎症、机械性压迫、组织缺血缺氧引起。在咳嗽、喷嚏或深吸气时疼痛加剧。

本病属中医"胁痛"范畴,多因肝气郁结,瘀血停滞,或精血亏损,络脉失养等导致。

【治疗方法】

疗法一

主穴:肝、胆、神门、胸、交感。

配穴:瘀血者加脾。

方法:取以上主穴,随症取配穴,探得耳穴敏感点,用王不留行籽贴压。2~3天更换1次,疼痛时按压耳穴处。

疗法二

主穴:胸、肝、胰、胆、神门、皮质下。

配穴:肋间神经炎者加内分泌、肾上腺。

方法:取以上所有主穴或1~2个配穴,用王不留行籽贴压,以对压、直压法按压,体质较虚弱者用点压法按压,每次取一侧耳穴。左右耳交替。3~5日1换。5次为1个疗程。

第六十一节 三叉神经痛

【概述】

本病是指面部三叉神经分布区内发生的阵发性、烧灼样剧烈疼痛。可发生于任何一支神经的分布区域,常因洗脸、吃饭、刷牙、刮脸等而发作。发作时间数秒或数分钟不等,一天可发作数次。

中医认为本病可由风热外袭,经络气血阻滞不通,或肝、胃实热上冲,以及阴虚阳亢,虚火上炎所致。

【治疗方法】

疗法一

主穴:额、颌、交感、神门。

配穴:第一支分布区痛加眼,第二、第三支分布区痛加面颊区。

方法:取以上主穴,随症取配穴,探得耳穴敏感点,用王不留行籽贴压。每天用手指按压耳穴 1~2 次,每次 3 分钟。每 2 天 1 换。

疗法二

主穴:神门、枕、上颌、下颌、外耳、面颊、肝、胃、肾、皮质下。

方法:选取 3~5 个以上主穴,用王不留行籽贴压。按压手法以对压或直压法为主。用中等强度刺激,3~5 次为 1 个疗程。

疗法三

主穴:面颊区、神门、肝、额。

配穴:肾、胃、交感、上颌、下颌。

方法:取以上主穴,随症取配穴,探得耳穴敏感点,用王不留行籽贴压。

疗法四

主穴:面颊、胃、肝、皮质下、神门。

配穴:第一支(眼支)痛者加额;第二、第三支(上、下颌支)痛者加颌;疼痛甚、时间久者加耳尖点刺放血。

方法:取所有主穴及 1~2 个配穴,用王不留行籽贴压。以对压或直压强刺激手法按压,年老者可用点压法。每次取一侧耳穴,2~3 日 1 换,左右耳交替,10 次为 1 个疗程。

第六十二节 多发性神经炎

【概述】

多发性神经炎是周围神经病变中的一种。其特点表现为对称性肢体远端感觉障碍和周围性（弛缓性）麻痹。多由全身性感染、代谢障碍和中毒等原因引起。临床表现为周围性麻痹，肌张力下降，手足下垂，痛觉过敏，肌肉压痛等。

此病属中医学的"痿证"，多由风热、湿热之邪侵袭，使肺热津伤，筋脉失养而致。

【治疗方法】

主穴：肺、脾、神门、肾上腺、上耳根。
配穴：发热者加耳尖；痛甚者加相应部位。
方法：取以上主穴，随症取配穴，探得耳穴敏感点，用王不留行籽贴压。每天用手指按压耳穴几次，每次1~3分钟。每2天1换。

第六十三节　自主神经功能紊乱

【概述】

自主神经功能紊乱是临床常见的一种症候群。多以主观症状为主，客观症状不明显。常见的症状有倦怠，发热，发冷，多汗，情绪不稳，健忘，失眠，头痛，心悸，胸部压迫感，血压不稳，食欲不振，皮肤瘙痒，尿频，月经失调，性欲障碍等。

本病属中医"百合病"范畴，多因七情内伤郁结，或热灼心肺，阴虚火旺而致。

【治疗方法】

主穴：心、肾上腺、皮质下、内分泌。
配穴：肝气郁结者加肝；肾气亏虚者加肾；热灼心肺者加肺。
方法：取以上主穴，随症取配穴，探得耳穴敏感点，用王不留行籽贴压。用手指按压耳穴处2~3次，每次1~3分钟。每2天1换。

第六十四节　面神经炎

【概述】

面神经炎是指面神经的急性非化脓性炎症所致的急性周围性面瘫,或倍耳(Bell)麻痹。任何年龄均可发病。以20～40岁最为多见。导致本病的确切病因目前尚未明确。部分患者在着凉或头面部受冷风吹拂后发病,认为可能是局部营养神经的血管受风寒而痉挛,以致该神经组织缺血、水肿、受压迫而致病,此外,慢性中耳炎、乳突炎亦可继发本病。

面神经炎起病迅速,多表现一侧面部表情肌瘫痪,病侧额纹消失,眼裂扩大,鼻唇沟平坦,口角下垂,面部被牵向健侧,病侧不能做皱额、蹙眉、闭目、露齿、鼓腮等动作。进食时,食物常滞留于齿颊间,少数患者可有病侧舌前2/3味觉减退或听觉过敏现象。

本病属中医"面瘫"、"口眼㖞斜"等范畴。多因络脉空虚,风寒湿热之邪侵入阳明,经筋失养所致。

【耳诊表现】

面颊区片状红色,有光泽;胃区片状红色;上颌区红色片状,有光泽;胆区淡红色片状。

【治疗方法】

疗法一

主穴:面颊、眼、口、内分泌。

配穴:肝、脾、肾、神门。

方法:取以上主穴,随症取配穴,探得耳穴最敏感点,用王不留行籽贴压。每日按压3次,每次约10分钟,以微感疼痛为度。此外,还应配合耳尖放血3～5滴。每隔3天换贴一次,15天为1个疗程。

疗法二

主穴:患侧面颊、额、眼、口;双侧肝、胃、脾、皮质下、神门、肾上腺。以患侧为主。

方法：取主穴 3～5 个，用王不留行籽贴压，以直压或点压手法按压，每日 1 次，10 次为 1 个疗程。

疗法三

主穴：面颊、口、眼、额。

配穴：风寒阻络型加肺、胃、三焦；肝胆湿热型加肝、胆、三焦；肝肾阴虚型加肝、肾、三焦。

方法：取以上主穴，随症取配穴，探得耳穴最敏感点，用王不留行籽贴压。每日按压上述耳穴 3～5 次，每次约 30 秒钟。两耳交替压籽，隔日 1 次，10 次为 1 个疗程。

疗法四

主穴：面颊、口、肝、眼、肾上腺、内分泌、交感、皮质下。

配穴：病变早期加耳尖；恢复期加脾穴。

方法：取主穴 5～6 个，随证加配穴，用王不留行籽贴压，以直压或点压手法按压，一般早期用直压法，恢复期用点压法。每次取一侧耳穴，3～5 日 1 换，左右耳交替，10 次为 1 个疗程。

疗法五

主穴：面颊区、眼、口、肝。

配穴：皮质下、肾上腺、耳尖、枕。

方法：取以上主穴，随症取配穴，探得耳穴敏感点，用王不留行籽贴压。

疗法六

主穴：面颊区、肝、血液点、膀胱、肾上腺。

方法：取患者侧耳穴，探得耳穴敏感点，用王不留行籽贴压。用拇指以中等力度按压 6～8 分钟，每日 6～10 次，每 2 日更换 1 次药丸。

第六十五节　面肌痉挛

【概述】

面肌痉挛症分为原发性和继发性（如面神经麻痹不全恢复或面神经受损伤等）两种。本病临床多以单侧面肌出现阵发性痉挛为主，抽搐初始于眼睑，后及于口角及面部其他肌肉；甚者妨碍视物和言谈，损害容颜，对工作和学习影响很大。

本病属于中医"胃风"范畴。常由风寒侵袭面部经络;或由风热夹痰滞络;或由气血虚亏,血不荣筋而成。

【治疗方法】

疗法一

主穴:眼、面颊、口、胃、肝、脾、神门、皮质下。

方法:取以上所有主穴。用王不留行籽贴压,或选3~4穴用磁片贴压。多以对压、直压手法按压。年老体弱或久病者可用点压法。每次取一侧耳穴,也可将上述穴分为2组。左右耳同时贴压,3~5日1换。10次为1个疗程。

疗法二

主穴:眼、面颊、口、肝、脾、神门、皮质下、耳尖。

方法:取以上主穴,用王不留行籽贴压,以直压或点压手法按压,每次取一侧耳穴,3~5日1换,左右耳交替,10次为1个疗程。

第六十六节 癔 症

【概述】

癔症又称歇斯底里,是一种较常见的神经病,以乡村多见。是一类由精神因素,如重大生活事件、内心冲突、情绪激动、暗示或自我暗示,作用于易病个体引起的精神障碍。多突然发作,可持续数小时至数天,发作后如常人。一般常见症状有哭笑无常,胡言乱语,手舞足蹈;或情志抑郁,闷闷不乐,恐惧多疑,表情淡漠;或喉间有异物感,有时类似癫痫发作;发作时喊叫、咬人、撕破衣物及出现运动和感觉障碍精神症状,但无相应的器质性损害。多发于青年,且以女性多见。

本病属中医的"郁证"、"脏躁"范畴。

【治疗方法】

疗法一

主穴:心、皮质下、神门、缘中、肝、内分泌、相应部位耳穴。

方法：取以上主穴，探寻耳穴敏感点，用王不留行籽贴压。按压手法以对压或直压法为主。5～10次为1个疗程。

疗法二

主穴：心、肝、神门、皮质下、缘中。

配穴：哭笑无常或肢体痉挛抽搐者加枕；肢体瘫痪或僵硬者加相应部位耳穴；癔症性黑矇、失明者加眼、目$_1$、目$_2$；耳聋加内耳；咽部有异物感者加咽喉；呕吐、呃逆、食道痉挛者加胃、食管；自主神经功能障碍者加交感。

方法：取所有主穴，随症选1～2个配穴。用王不留行籽贴压，以对压、直压手法按压。可取一侧耳穴，也可以双耳同取，2～3日1换，5次为1个疗程。

第六十七节 精神病

【概述】

由于精神刺激或其他因素造成的严重的大脑皮质功能紊乱均属精神病的范畴，包括精神分裂症、躁狂抑郁症、反应性精神病、更年期忧郁症、癔症、强迫症、智能发育不全、脑病引起的精神失常。临床表现为兴奋躁动、胡言乱语、哭笑无常，毁物自伤或迟钝痴呆，猜疑忧郁，幻视、幻听，强迫观念等。

【治疗方法】

疗法一

主穴：交感、神门、心、肝、皮质下、内分泌、胃、肾、枕、缘中。

配穴：痰多加脾、大肠。

方法：取以上主穴，随症取配穴，探得耳穴敏感点，用王不留行籽贴压。每天用手指按压耳穴2～3次，每次1～3分钟，双耳或单耳交替使用，每2～3天1换。

疗法二

主穴：心、皮质下、缘中、神门、肾。

配穴：躁狂者加枕、肝；抑郁者加脾、兴奋点、额；呆钝者加胃；幻听者加内耳、外耳；幻视者加眼；更年期者加内分泌。

方法：取以上主穴，随症取配穴，探得耳穴最敏感点，用王不留行籽贴压。

按压手法以对压或直压法为主。用强刺激,每日或隔日1次,3~4天更换穴位,15次为1个疗程。

第六十八节 美尼尔综合征

【概述】

美尼尔综合征又称耳源性眩晕,是一种突然发作的非炎性迷路病变,具有眩晕、耳聋、耳鸣及有时患侧耳内闷胀感等症状的疾病。

本病属中医"眩晕"范畴。多因脾气虚弱,而致气血亏虚或脾失健运,水湿分布失司,聚湿成痰成饮,痰浊上扰,蒙闭清窍;或久病及肾,肾阳不足,寒水上攻;或肾阴虚,肝阳上亢,化火生风,风火上扰;或肝风夹痰上扰或肾精亏虚所致。本病多本虚标实,尤以脾肾之虚,肝阳上亢所致者为多。

【治疗方法】

疗法一

主穴:内耳、外耳、神门、皮质下、枕。

配穴:恶心、呕吐者加胃、贲门;髓海不足者加肾;肝阳上亢、肝风内动者加肝、胰、胆;痰浊中阻者加三焦、脾。

方法:取所有主穴和随辨证取2~4个配穴,用王不留行籽贴压。每次取一侧耳穴,双耳交替2~3日换1次。10次为1个疗程。

疗法二

主穴:内耳、额、枕、脑点、神门、交感。

配穴:肝阳上亢加心、肝、肾、三焦;气血亏虚加脾、胃、肾;肾精不足加肾、内生殖器、内分泌;痰湿内蕴加肺、脾、肾、皮质下;瘀血阻络加脑干、肾、内分泌、皮质下。

方法:取以上主穴,随症取配穴,探得耳穴最敏感点,用王不留行籽贴压。嘱患者经常按压,使治疗作用持续。隔日换药籽1次,3次为1个疗程。必要时可持续2~3个疗程。

疗法三

主穴:头昏点、晕点、眼。

配穴：高血压配神门、降压点或耳背沟；低血压配脾、升压点；神经官能症配神经官能症点、神门；失眠者加神经衰弱点、皮质下；颈椎病配颈椎、颈；耳鸣者配内耳、三焦；恶心或呕吐者加胃、膈。

方法：取以上主穴，随症取配穴，探得耳穴最敏感点，用王不留行籽贴压。高血压或神经官能症者3～7天换药1次，其他患者隔日换贴1次；嘱患者每天自行按压数次。

疗法四

主穴：神门、枕、肾、脑干、头昏点。

配穴：内耳性眩晕加脾、内耳；耳鸣加内耳、三焦；脑动脉硬化或脑外伤后退症加枕小神经、皮质下；高血压加降压点或耳背沟；低血压加升压点、脾；贫血加心、脾、肝；颈椎病加颈、颈椎；神经衰弱加额、缘中；恶心呕吐加胃、耳中。

方法：取以上主穴，随症取配穴，探得耳穴敏感点，用王不留行籽贴压。按压手法以对压或直压法为主。重度眩晕者贴双侧耳穴，每天自行按压3～5次，5天为1个疗程。中、轻度眩晕者每次贴单侧穴位，3～5天换对侧耳穴1次，10天为1个疗程。

疗法五

主穴：肾上腺、内分泌、皮质下、心、肾、肝、脾。

配穴：肝阳上亢者加角窝上，气虚者加胃。

方法：取以上主穴，随症取配穴，探得耳穴敏感点，用王不留行籽贴压。每天用指压耳穴2～3次，每次3分钟。每3日1换。

疗法六

主穴：心、肝、肾、肾上腺、皮质下、神门。

配穴：高血压者加耳背沟；自主神经功能紊乱者加内分泌；颈椎病者加颈。

方法：取以上主穴，随症取配穴，探得耳穴最敏感点，用王不留行籽贴压。每隔3天更换1次，双耳交替贴压。

疗法七

主穴：肝、肾、神门、枕、内耳、脑点。

配穴：呕吐加胃；失眠加失眠穴；头痛加额。

方法：取以上主穴，随症取配穴，探得耳穴敏感点，用王不留行籽贴压。每日自行按压3～5次，每次按压3～5分钟，至耳郭灼热为度。5天后换药1次。症状消失则停止治疗。

疗法八

主穴：内耳、晕点、肝、肾。

配穴：神门、三焦、颞、交感；有痰呕吐加胃、交感；耳鸣加三焦、神门。

方法：取以上主穴，随症取配穴，探得耳穴最敏感点，用王不留行籽贴压。每天按压5次，每次按压5分钟，每隔1天换贴1次，双耳轮换贴压，5次为1个疗程。

疗法九

主穴：内耳、神门、皮质下、交感、肾、胃。

方法：取以上主穴，探得耳穴最敏感点，用王不留行籽贴压。每日在贴敷处各穴按压刺激3次，每次每穴2分钟，双耳交替贴压，8次为1个疗程。

疗法十

主穴：肾、内耳、神门、枕、心。

配穴：皮质下、肝、肾上腺、交感；恶心呕吐加胃；听觉障碍加外耳、肾。

方法：取以上主穴，随症取配穴，探得耳穴敏感点，用王不留行籽贴压。

疗法十一

主穴：神门、脑点、皮质下、心、交感。

方法：取以上主穴，用冰片贴压。双耳取穴，3日更换1次，4次为1个疗程。上述穴位可交替使用。一般1~2个疗程即可痊愈或好转。

疗法十二

主穴：内耳、缘中、神门、枕。

配穴：肾虚者加肾；肝阳偏亢者加肝；呕恶甚者加脾胃。

方法：取以上主穴，随症取配穴，探得耳穴敏感点，用王不留行籽贴压。每日按压4~6次，每次1~3分钟，双耳或单耳交替使用，3~5天换1次。

第六十九节　多汗、盗汗症

【概述】

多汗症指因自主神经功能紊乱，引起全身性或局部性（如头颈、一侧肢体等）汗腺分泌增强，经常性地出汗量多。引起的常见原因有神经衰弱、佝偻病、颈椎病、甲状腺功能亢进等。

盗汗指睡着后出外,醒来汗止,引起的原因多为结核病、佝偻病、癌等。

中医认为多汗是因为阳虚,盗汗是因为阴虚。

【治疗方法】

疗法一

主穴:内分泌、肾、肺、脾、皮质下。

方法:取以上主穴,随症取配穴,探得耳穴敏感点,用王不留行籽贴压。每天用手指按压3次,每次3分钟。每3天1换。

疗法二

主穴:心、肺、交感、皮质下、内分泌。

配穴:甲亢、肺结核引起的加肾、神门;佝偻病引起的加肾、脾;颈椎病引起的加颈、颈椎。

方法:取以上主穴,随症取配穴,探得耳穴最敏感点,用王不留行籽贴压。按压手法以对压或直压法为主。每次取一侧耳穴,3天换对侧,10次为1个疗程,疗程间隔7天。

第七十节 无汗症

【概述】

指汗液分泌极少。耳压疗法对自主神经功能失调引起的效果好,对皮肤、汗腺破坏者(如瘢痕)无效。

【治疗方法】

主穴:心、肺、交感、内分泌、神门、肾上腺。

方法:取以上主穴,探寻耳穴敏感点,用王不留行籽贴压。按压手法以对压或直压法为主。每日或隔日1次,10~15次为1个疗程,疗程间隔6天,需坚持治疗3个疗程以上。

第七十一节　周期性麻痹

【概述】

本病发病率在我国较高，确切病因尚不明了。发作时血钾明显降低，尿排钾量减少，游离的钾离子主要进入肌细胞内，但并不能完全以低血钾解释瘫痪发作，因为病人的无力程度并不与血钾降低的程度相平行，而且运动功能在血钾明显恢复以前即开始改善。本病以青春期为常见，男性较多见，病情也常较重。临床表现为周期性发作的弛缓性瘫痪，每次发作持续数小时至7～8天不等。发作间隔期一切正常。严重的发作可因呼吸麻痹而引起死亡。

本病属中医"痿证"范畴。发病与外邪或气血虚弱有关。

【治疗方法】

主穴：相应肢体部位耳穴、脾、睾丸。

配穴：虚者加胃。

方法：取以上主穴，随症取配穴，探得耳穴敏感点，用王不留行籽贴压。用手指按压耳穴处，每天1～3次，每次3分钟左右。每2天1换。

第七十二节　重症肌无力

【概述】

指患肌在重复活动不长时间后迅速疲乏无力，经休息后肌力有程度不等的恢复。受累肌肉的分布因人而异，即在同一病人也因时而异。表现为：有的暂时性眼睑下垂、斜视、复视、闭目无力等，有的说话时间较长后声调逐渐低弱易于疲劳，重者下颌下垂而无力闭合，颈不能抬起，饮水自鼻流出，无力咳痰，有的上肢或下肢无力等。

本病属中医"痿证"范畴。发病与脾有关。因脾能运化水谷精微而营养全身的肌肉，其功能失常，营养吸收和运送发生障碍，即可出现本病。

【治疗方法】

疗法一

主穴：按病位取相应耳穴、脾、胃、内分泌、肾、交感。

配穴：眼肌加眼；咽肌加咽喉；面肌加面颊；四肢加相应肢体部位。

方法：取以上主穴，随症取配穴，探得耳穴敏感点，用王不留行籽贴压。每天用手指按压耳穴2～3次，每次3分钟。每3天1换。

疗法二

主穴：皮质下、脾、肝、肾、内分泌、眼。

方法：取以上双侧主穴3～4个，用王不留行籽贴压。按压手法以对压或直压法为主。隔日1次。对眼外肌无力型疗效较好。

第七十三节　食后困顿症

【概述】

指饭后困倦嗜睡或进餐中疲困难支而停食入睡之症。此症仅在食中或食后很快出现，与"嗜睡症"不同。中医认为是脾虚气弱或痰湿困脾所致。

【治疗方法】

主穴：脾、肺、肾、额、兴奋点。

方法：取以上主穴，探寻耳穴敏感点，用王不留行籽贴压。按压手法以对压或直压法为主。每餐前5～6分钟开始稍重力按压，每次数十下。食后仍觉困顿，可再行如前按压，5天为1个疗程。

第三章 外科疾病的耳压疗法

第一节 落 枕

【概述】

落枕又称"失枕",是常见病症。多由风寒侵袭颈项部,致使经络气血不和,血凝气滞,筋脉不舒,或睡觉时体位失常,或头部猛转等原因引起。临床表现为睡觉起床后,突然颈项部一侧强直,不能左右转动或回顾,患部疼痛、酸楚,并向同侧肩部及下臂扩散,或伴头痛、怕冷等症状。

【治疗方法】

疗法一

主穴:颈、颈椎、神门、皮质下、肝。

配穴:以侧转、侧弯疼痛为主,颈项左右活动明显受限者加胆穴;以后颈部疼痛为主,颈项前屈后仰明显受限者加膀胱或小肠穴。

方法:取以上主穴,随症取配穴,探得耳穴敏感点,用王不留行籽贴压。每天按揉5次,配合活动颈项部。

疗法二

主穴:颈、神门。

方法:取以上主穴,用绿豆贴压。按压已贴好的耳穴0.5～1分钟,手法由轻到重,按至有热胀感和疼痛感(以患者能忍受为度)。并嘱患者转动头颈,在此期间大多数患者自觉症状缓解或消失。再嘱患者时常按压粘贴耳穴以巩固疗效,第2天取掉。

疗法三

主穴:颈、颈椎、枕、神门。

配穴:肝、脾、皮质下;颈项背疼痛加膀胱、上背。

方法:取以上主穴,随症取配穴,探得耳穴敏感点,用王不留行籽贴压。稍用力按压,并让患者自已一边揉一边活动颈部,常立效。

疗法四

主穴:枕穴。

方法:用左手轻持患侧耳郭,右手持探棒(亦可就地取材,如火柴梗、钥匙尖等),寻找耳郭枕穴处最明显的压痛点,于压痛点稍用力按压,以患者能忍受为度。边按压边嘱患者活动颈部,先向患侧,再向健侧,左右上下活动,频率及幅度逐渐增大。一般按压1分钟即可,稍休息再按压1分钟左右,如效果差,4分钟后可再按压一次。

疗法五

主穴:外生殖器穴、枕穴、颈椎穴、肾上腺、神门。

方法:取以上主穴,探得耳穴最敏感点,将王不留行籽用小茴香、延胡索醋制后用麝香壮骨膏贴于耳穴。

疗法六

主穴:颈、颈椎(或相应敏感点)、神门、皮质下。

配穴:颈部左右活动受限者加三焦、胰、胆;颈部前后活动受限者加小肠、膀胱。

方法:取全部主穴和辨证取相应配穴1~2个,采用王不留行籽贴压,按压手法以对压或直压法为主,用较强刺激。每次取1侧耳穴,左右耳交替。3~5天更换1次,5次为1个疗程。休息5天后继续贴压,直至症状缓解。

第二节 急性扭挫伤

【概述】

急性扭挫伤是指突然遭受间接暴力所致,如搬运重物用力过度或体位不正而引起关节部位筋肉瘀血郁滞,气机不通,或筋膜扭闪,或骨节错缝等。

【耳诊表现】

急性扭伤可在相应部位看到点状或片状红晕。

【治疗方法】

疗法一

主穴:腰椎、腰痛点、神门、交感、皮质下。

方法:取以上主穴,探寻耳穴最敏感点,用王不留行籽贴压。轻轻加压直到耳部感到发热、潮红、疼痛为止。10~20分钟后,嘱患者站起走动,活动腰部,幅度越大越好；并嘱患者回去后在埋籽处自行按压，每穴30下左右，隔日更换。

疗法二

主穴：颈部伤取颈、颈椎、肝、神门，肩关节扭伤取肩、肩关节、肝、神门；腕关节扭伤取腕、肝、神门；腰扭伤取腰痛点、腰椎、神门、皮质下、肝、膀胱；膝关节扭伤取膝、膝关节、肾上腺、皮质下、神门；踝关节扭伤取踝、肝、神门。

方法：取以上主穴，探得耳穴敏感点，用王不留行籽贴压。贴后嘱患者自行按压，并多活动患部。

疗法三

主穴：神门、腹、相应部位。

配穴：偏腰椎一侧疼痛配膀胱；前俯、后仰受限配腰骶椎；下肢放射疼痛配坐骨神经；疼痛较甚配皮质下。

方法：取以上主穴，随症取配穴，探得耳穴最敏感点，用王不留行籽贴压。首次取患侧耳穴，稍用力按压，疼痛强度以耳郭发红有热感、患者能耐受为度。在按压刺激的同时，嘱患者作被动活动，即作腰部左右旋转、前俯后仰及弯腰下蹲等动作；亦可用手掌或空拳拍击腰部，力量由轻到重，以促进经络气血运行；治疗期间，根据患者症状与疼痛情况，每隔10分钟按压1次，以增强疗效。治疗后尚有余痛或牵拉不适感，可配合局部拔罐治疗。嘱患者回家后，症状若有反复，可自行按压耳穴，每穴按压1分钟，同样有止痛之效。

疗法四

主穴：相应部位敏感点、皮质下、神门、肝、胸、肾、膀胱。

方法：取所有主穴，采用王不留行籽贴压。按压手法以对压或直压法为主，用较强刺激量，先取患侧耳穴。左右耳交替。每3日更换1次，10次为1个疗程。

疗法五

主穴：腰骶椎、神门、皮质下。

配穴：肝、脾、心；年龄较大者加取肾、内分泌、外生殖器等。

方法：取以上主穴，随症取配穴，探得耳穴最敏感点，用王不留行籽贴压。持续按压各穴30秒钟，待患者耳郭出现发热、发胀、放散等贴压感后，嘱患者缓慢、轻微地活动腰部。并嘱患者自行按压，每天3~4次。一般取一侧耳穴施治，如未愈，2天后再换贴另一侧耳穴。

疗法六

主穴：腰痛点、腰骶椎、神门、肾、交感、内分泌。

方法：取以上主穴，探得耳穴最敏感点，用王不留行籽贴压。每日按压3～4次，每次压5～6下，按压时以局部有酸胀感为度，隔日换1次（左右侧耳穴交替贴压）。

疗法七

主穴：腰骶椎。

方法：在双侧耳穴腰骶椎区用火柴头按压寻找压痛点，发现压痛敏感部位后，即以火柴头适度用力按压（也可用拇指甲掐按法），以病人可以耐受为度。同时嘱病人活动腰部，以活动时腰部疼痛加重的体位姿势为基点，做俯仰或转动腰部的动作，并在最痛点时加大耳穴按压力量，越过最痛姿势后可减小耳穴压力，以减轻病人痛苦。操作手法注意轻重交替，间歇按压，可在数分钟内使疼痛明显减轻。按压3～10分钟后，即让病人坐位或卧床休息片刻。两耳交替，如此反复2～3遍。多数病人经1次治疗后，腰痛即缓解，再治疗1～2次即可痊愈。

疗法八

主穴：肝、肾、腰痛点、腰椎、皮质下、神门、膀胱。

方法：取以上主穴，探寻耳穴最敏感点，用王不留行籽贴压。轻轻加压捻动穴点的王不留行籽，直至耳郭发热、充血，患者即感腰部疼痛减轻。一般隔1～2小时加压捻穴1次。若贴膏1次疼痛不减者，于第3日换贴另一侧耳郭。

【备注】

疗法三至疗法八主治急性腰扭伤。

第三节　肩关节周围炎

【概述】

肩关节周围炎是肩关节囊及其周围组织病变而引起肩关节疼痛和活动受限的一种常见病，又称冻结肩、肩凝症或五十肩，好发于50岁以上的中老年人，女性多于男性。本病起病缓慢，多数无外伤。表现为关节疼痛，可放射到手，引起肌肉痉挛，晚间疼痛加重，穿脱上衣时疼痛加剧；肌肉无力，肩关节活动受限。

【耳诊表现】

颈肩呈点状红色或黯红色,界限清楚。

【治疗方法】

疗法一

主穴:肩、肩关节、锁骨、神门、肾上腺、内分泌。

配穴:病久局部肿胀或见肌肉萎缩者加肝、脾。

方法:取所有主穴及相应配穴,用王不留行籽贴压,按压手法用对压法或直压法。每次取 1 侧耳穴,左右耳交替。2~3 天 1 换,10 次为 1 个疗程,疗程间可休息 5 天,再进行下 1 个疗程的治疗。

疗法二

主穴:肩、颈、神门、脾。

方法:取患侧所有主穴,用王不留行籽贴压,按压手法用对压法或直压法。2~3 天换 1 次药丸。

疗法三

主穴:肩、肩关节、肾上腺、内分泌。

配穴:锁骨、肝、脾、皮质下;痛甚失眠加神门、失眠穴。

方法:取以上主穴,随症取配穴,探得耳穴敏感点,用王不留行籽贴压。

疗法四

主穴:肩、神门、锁骨、肾上腺、皮质下、肝、脾。

配穴:肩部疼痛,活动受限兼见局部畏寒,得温痛减加膀胱。

方法:取以上主穴,随症取配穴,探得耳穴敏感点,用王不留行籽贴压。每天按揉 5 次,每次 1~3 分钟。两耳交替,每 3~5 天换耳 1 次。

第四节 肩胛肋综合征

【概述】

肩胛肋综合征是由于习惯性姿势不良引起的一组病症。患者深部的颈筋膜与附近肌肉组织紧张,向后沿肩胛骨的脊椎边缘放射至第4、第5肋,在肩胛骨椎缘肩提肌的上端附近常有压痛,肩胛带周围有僵硬的感觉,同时在斜方肌上有广泛的压痛区。临床表现为一侧或两侧的肩胛内缘、胁与上肢外侧疼痛,入夜尤甚。

中医学认为,肩胛肋综合征是由于用力姿势不当、扭伤、劳损导致经络阻滞,局部气血运行不畅,不通则痛而发为本病。

【治疗方法】

主穴:肩关节、颈、肾上腺。

方法:取以上主穴,随症取配穴,探得耳穴敏感点,用王不留行籽贴压。用王不留行籽埋压,2天1换。每日用手指按压耳穴4~8次,每次2分钟,单耳交替使用。

第五节　斜　颈

【概述】

斜颈有先天性及后天性的区别。耳穴治疗斜颈多因落枕、颈肌劳损、颈肌纤维组织炎、枕后神经痛等使患者颈部不能运动。

斜颈相当于中医学"颈部伤筋"的范畴。多由风寒侵袭、姿式不当导致血凝气滞,气血运行受阻。

【治疗方法】

主穴:颈、神门、肩、皮质下。

配穴:若兼见颈部有结节等物加肝、胆、脾;由颈肌纤维组织炎引起的加肾上腺。

方法:取以上主穴,随症取配穴,探得耳穴敏感点,用王不留行籽贴压。取单侧耳穴,每日按揉3次,早、中、晚饭前各1次,每次按揉5分钟,10天为1个疗程,用中等强度刺激。

第六节 颈椎病

【概述】

颈椎病是指颈椎间盘退行性变、颈椎骨质增生以及颈部损伤等引起颈段脊柱内外平衡失调,刺激或压迫颈部神经、血管而产生的一系列症状。本病好发于40岁以上的成年人,无论男女皆可发生,是临床常见多发病。表现为颈肩痛、头晕头痛、上肢麻木、肌肉萎缩,严重者双下肢痉挛、行走困难,甚至四肢麻痹,大小便障碍,出现偏瘫。

中医学认为本病多因身体虚弱,肾虚精亏,气血不足,濡养欠乏,或气滞、痰浊、瘀血等病理产物积累,致经络瘀滞,风寒湿邪外袭,痹阻于太阳经脉,经隧不通,筋骨不利而发病。

【耳诊表现】

左耳颈椎区呈不规则块状隆起,色红略有光泽。胸椎区呈不规则块状隆起,色无异常。右耳颈椎区胸椎区隆起,略小于左耳。

【治疗方法】

疗法一

主穴:肝、肾、颈、项。

配穴:内分泌、交感、脾、神门、心、颞、上背、枕、肩;痛甚加神门、交感;骨赘软化控制不理想加内分泌;帮助复位加交感、心;沉困无力加脾;后头痛加枕;背困痛加上背;肩冷痛加肩。

方法:取以上主穴,随症取配穴,探得耳穴最敏感点,用王不留行籽贴压。每穴每次按压5分钟,每天所贴穴位按压5次,每隔1天换贴1次,双耳轮换贴压,10次1个疗程。休息10天,可继续第2疗程。

疗法二

主穴:肝、神门、肾上腺、肩、颈、颈椎、肘、腕、指。

方法:取主穴5~6个,用王不留行籽贴压,按压手法以对压或直压法为主。2日1换药丸。

疗法三

主穴：颈椎、交感、神门、肾。

配穴：头晕者加缘中；呕吐者加胃；若兼见头晕眼花、耳鸣耳聋、腰膝酸软者加肝、肾上腺；若兼见手臂麻木怕冷、形寒、周身酸楚加膀胱。

方法：取以上主穴，随症取配穴，探得耳穴敏感点，用王不留行籽贴压。每日或隔日1次。在按压过程中，可轻缓作各种角度的颈部活动。

疗法四

主穴：颈、颈椎、肾。

配穴：颈型配颈、肩；神经根型配指、肘；椎动脉型配脑干、额；交感型配交感、额；脊髓型配上、下肢相应穴位。临床上又据辨证选配穴，并常选用神门、皮质下。

方法：取以上主穴，随症取配穴，探得耳穴最敏感点，用王不留行籽贴压。每日按压3~4次，同时配合颈部活动，隔日1换，12次1个疗程。2个疗程之间休息4~5天。

疗法五

主穴：颈椎、神门、肾、内分泌、肝、枕小神经。

方法：取以上主穴，探得耳穴最敏感点，用王不留行籽贴压。每周2次，双侧贴压，每日按压3次，每次5分钟左右，2个月为1个疗程。

疗法六

主穴：神门、交感、颈椎、皮质下、眼。

配穴：肥胖者加内分泌、胃穴等；高血压加耳背沟；心脏病加心。

方法：取以上主穴，随症取配穴，用王不留行籽贴压，每个穴按压1~3分钟，每天4次，3天换药1次，每次贴1耳，双耳交替。10次为1个疗程，如症状发作频繁者，随时按压穴位，以加强疗效。

疗法七

主穴：颈椎、肾、肝、脾、神门、皮质下。

配穴：头痛加枕、额；肩臂痛加锁骨、肩、肘；眩晕加内耳、枕。

方法：取以上主穴，随症取配穴，探寻耳穴最敏感点，用王不留行籽贴压。中年体壮患者施以对压法或直压法，年老体弱及耳穴敏感者施以揉按法，每穴按27转，使患者产生酸、麻、胀、痛、热的感觉。每日自行按压一侧耳穴，两耳交替应用，10次为1个疗程。

疗法八

主穴：颈椎、肩、上肢相应穴以及神门。

第三章 外科疾病的耳压疗法

配穴：气滞血瘀型加心；肝肾不足型加肝、肾穴。

方法：取以上主穴，随症取配穴，探得耳穴最敏感点，用王不留行籽贴压。嘱患者每天自行按压 3～5 次，每穴按压 2～3 分钟，以耳穴发热或出现热痛酸胀为度。贴压 3 天后，换另一侧耳郭。两耳交替，5～7 次为 1 个疗程。1 个疗程结束后休息 5 天，再行第 2 个疗程。

疗法九

主穴：颈椎、颈、肾、肝。

配穴：颈型加枕；神经根型加神门、肾上腺、肩；椎动脉型加心、枕；交感型加交感；脊髓型加脾、肢体相应部位。

方法：取所有主穴及相应配穴共 5～6 个，用王不留行籽贴压，按压手法以对压或直压法为主。先选症状较重的一侧耳穴。左右耳交替，3 日 1 换，10 次为 1 个疗程。疗程间可休息 3～5 天。

疗法十

主穴：颈、颈椎、肾、肩。

配穴：神门、肝、脾、皮质下；胸前区疼痛加心、胸；视力减退加眼、肝；头晕加脑点、心、肾；下肢痉挛行走不便加下肢相应穴。

方法：取以上主穴，随症取配穴，探得耳穴敏感点，用王不留行籽贴压。

第七节　坐骨神经痛

【概述】

坐骨神经痛是指在坐骨神经通路及其分布区内的疼痛。其痛始于臀部，沿股后侧、腘窝、小腿后外侧而放射至足背。本病好发于青壮年，是临床常见多发病。

本病属中医"痹证"范畴。多因风寒湿邪侵袭，过劳及外伤，经络阻滞所致，或为椎间盘突出，坐骨神经附近各组织的病变等引发。

【耳诊表现】

髋、膝、跟区呈红色点状，有光泽。

【治疗方法】

疗法一

主穴:髋、膝、跟、肾上腺、神门。

方法:取以上主穴,探得耳穴敏感点,用王不留行籽贴压。每天以中等力度按压耳穴3～5分钟,每日6～8次,每2日更换1次药丸。

疗法二

主穴:腰痛点、坐骨神经、臀、肾上腺、皮质下、神门。

配穴:肝肾亏虚加肝、肾。

方法:取以上主穴,随症取配穴,探得耳穴敏感点,用王不留行籽贴压。每天用手指按压耳穴2～3次,每次1～3分钟。每3天1换。

疗法三

主穴:坐骨神经、臀、神门、皮质下、内分泌、交感。

配穴:疼痛以下肢外侧为主者加胰、胆;以腰及下肢后侧为主者加膀胱;因腰椎骨病变所致者加腰骶椎、肾。

方法:取所有主穴及相应配穴,采用王不留行籽贴压,用重刺激手法,对压或直压法操作,每次取一侧耳穴,左右耳交替。3日1换,10次为1个疗程,疗程间可休息2～3天。

第八节　血栓闭塞性脉管炎

【概述】

血栓闭塞性脉管炎是一种由于血管内膜炎症或血栓形成而引起的外周血管疾病,青壮年男性易患此病。本病常发于下肢,初起下肢发凉、怕冷和麻木,足和下肢酸痛,常出现间歇性跛行。中期持续性疼痛,入夜疼痛剧烈不能入睡,小腿与足部皮肤苍白,肌肉萎缩,趾甲变厚,足背和胫后动脉搏动减弱或消失。后期足趾坏死,创口流稀薄脓液或紫黑血水,疼痛剧烈,伴发热口干、食欲不振等。

【治疗方法】

主穴:心、肺、肝、脾、交感、内分泌、神门。

配穴：随症配合相应部位反应点或敏感点。

方法：取所有主穴及相应配穴3～5个，采用王不留行籽贴压。按压手法以对压法和直压法为主，每次贴压1侧耳穴，左右耳交替。3日1换，10次为1个疗程，疗程间可休息5日。

第九节 风湿性关节炎

【概述】

风湿性关节炎是由乙型溶血性链球菌引起的全身性结缔组织变态性疾病。临床以四肢大关节肿痛、关节活动受限为主要特征，其中尤以膝关节、踝关节病变最为多见。

中医学认为本病属于"痹证"范畴，多由风、寒、湿、热邪侵入肌表关节所致，临床根据风、寒、湿、热等病邪所产生的不同症状，而分为行痹、痛痹、着痹、热痹4种类型。

【治疗方法】

主穴：相应部位耳穴、神门、肝、脾、内分泌、耳尖放血。

配穴：若关节疼痛不红不肿，局部畏寒，遇寒加剧者加膀胱；若关节红肿疼痛，局部按之灼热，皮肤见红斑者加肾上腺。

方法：取以上主穴，随症取配穴，探得耳穴敏感点，用王不留行籽贴压。双耳交替使用，每日按揉3～5次，每次3分钟，中等强度刺激。

第十节 腰肌劳损

【概述】

腰肌劳损是由急性腰扭伤未获及时而有效的治疗，或反复多次的腰肌轻微损伤所致。临床特点是腰部疼痛，阴雨天、潮湿气候加重，伴腰部乏力。劳累时腰痛较重，休息后好转，腰部有明显压痛点，疼痛可持续数月甚至数年之久。

腰肌劳损属中医学"腰痛"的范畴。中医学认为，劳累过度，闪挫跌仆，扭伤筋脉，或各种原因引起的体位不正，都可致气血运行不利，气滞血瘀，络脉阻塞而发病。

【治疗方法】

主穴：腰骶椎、小肠、肾上腺、神门。

配穴：如腰痛如刺，痛有定处，拒按者加肝；腰痛绵绵不已、腰膝乏力者加肾、脾。

方法：取以上主穴，随症取配穴，探得耳穴敏感点，用王不留行籽贴压。取单侧耳穴，每天按揉3~5次，每次约3分钟，中等强度刺激，7天1个疗程，疗程间隔3天。

第十一节 乳腺增生症

【概述】

乳腺增生症，是由于乳腺导管和小叶的结构改变，导致乳管和腺泡上皮增生、扩张而形成的囊肿，故又称为慢性囊性乳腺病或乳腺小叶增生症。乳腺增生是最常见的乳房疾病，多发于25~45岁的女性，其发病率占乳腺疾病的首位。表现为乳房肿块和乳房疼痛，以乳外上方为多见，皮色不变，形似鸡卵，质地坚硬，边界清楚，常于月经前疼痛加重，月经后减轻，伴有烦躁易怒、口苦咽干等症状。其发病较慢，病程较长。

中医认为本病多因情志内伤，肝郁痰凝，壅滞乳房所致。

【治疗方法】

疗法一

主穴：乳腺、胸、内分泌、肝、皮质下、肾。

方法：取以上主穴，探寻耳穴敏感点，用王不留行籽贴压。早、中、晚3次自行按压，每次每个穴位按30次。在经前1周及经后1周治疗，月经来潮时取下。连续3个月为1个疗程。

疗法二

主穴：乳腺、内分泌、肝、神门。

方法：取以上主穴，探得耳穴最敏感点，用王不留行籽贴压。按压手法以对压或直压法为主。病在单侧，两耳交替取穴，双侧病变者，两耳同时取穴。10次为1个疗程。

疗法三

主穴：乳腺、内分泌、胸、肝。

配穴：内生殖器、缘中、卵巢、肾、脾、胃。

方法：取以上主穴，随症取配穴，探得耳穴最敏感点，用王不留行籽贴压。单侧乳腺增生的先取患侧耳穴，双侧发病的先取增生明显、症状较重的一侧耳穴。每天按压4~6次，每次不少于5分钟，每隔3天，两耳交替贴压1次，10次为1个疗程。休息1周，再行第2个疗程。

疗法四

主穴：交感、内分泌、皮质下、乳腺、垂体、卵巢、内生殖器、肝。

方法：取以上主穴，探寻耳穴敏感点，用王不留行籽贴压。拇、食指分别置耳穴内外两侧进行压揉，直至耳部潮红、发热。一般于月经前半个月开始治疗，每隔3日换药1次，每日按揉3次，每次15分钟，连续3个月经周期。

疗法五

主穴：胸、胸椎、肝、胃、内分泌、皮质下。

配穴：经前乳房胀痛者配内生殖器、卵巢。

方法：取所有主穴及相应配穴4~6个，采用王不留行籽贴压。按压手法以对压法和直压法为主，每次贴压1侧耳穴，左右耳交替。3日1换，10次为1个疗程。疗程间可休息3~5日。

疗法六

主穴：神门、乳腺、内分泌、肾、肝、胰、胆、胃、皮质下、枕、三焦。

方法：取以上主穴，探寻耳穴敏感点，用王不留行籽贴压。每次贴单耳，嘱病人每日按压3~5次，每次3~5分钟，以局部发热或穴区有痛感最为适宜，隔3天换贴另一侧耳，一般30天为3个疗程。

疗法七

主穴：内分泌、肝、脾、缘中、神门、胸。

配穴：若兼见神疲倦怠、腰膝酸软者加肾；伴心烦善怒、胸闷气短、失眠多梦者加心、三焦。

方法:取以上主穴,随症取配穴,探得耳穴敏感点,用王不留行籽贴压。每次取单侧耳穴,1天3次按揉,每次1~3分钟,3~5天换耳1次。

疗法八

主穴:肝、肾、内分泌、胸、乳腺。

方法:取以上主穴,探寻耳穴敏感点,用王不留行籽贴压。每日自行按压3~6次,每次每穴按压30秒,5~7天更换1次,双耳交替,12次为1个疗程。

疗法九

主穴:肝、胃、乳腺。

配穴:内分泌、卵巢。

方法:取以上主穴,随症取配穴,用王不留行籽或逍遥丸贴压。每日自我按压4次,治疗时以耳穴出现胀痛灼热为好。3~5天一换,5次1个疗程。

第十二节 急性乳腺炎

【概述】

急性乳腺炎是常见的乳腺急性化脓性疾病。本病的发生主要是由于金黄色葡萄球菌侵入乳腺和乳腺管组织而引起的乳房感染。多见于哺乳期的妇女,尤以初产妇更为多见,常在产后3~4周发生。临床表现:初期时乳房胀满、疼痛,哺乳时尤甚,乳房局部皮肤发红、发烫,并可摸到肿块,乳汁分泌不畅,并伴有高热、寒战、全身无力、大便干燥等。若进一步发展,乳腺组织发生坏死,形成脓肿,甚则破溃。急性乳腺炎常伴有患侧腋下淋巴结肿大、触痛。

本病属中医学"乳痈"范畴。

【耳诊表现】

在乳腺区可看到点状或片状红晕,按之痛。

【治疗方法】

疗法一

主穴:乳腺、胸、内分泌、肾上腺、肝、胃、脾。

配穴:高热加耳尖、退热;疼痛失眠加神门、皮质下。

方法：取以上主穴，随症取配穴，探得耳穴敏感点，用王不留行籽贴压。

疗法二

主穴：乳腺、胸、内分泌、胃。

方法：取以上主穴，随症取配穴，探得耳穴敏感点，用王不留行籽贴压。取双侧耳穴，用拇指以中等力度按揉 2～5 分钟，每日 4～6 次，每 2 天更换 1 次。

第十三节　痔　疮

【概述】

痔疮，是直肠末端黏膜下和肛管皮下的静脉丛发生扩大、曲张所形成的柔软静脉团。成年人极为常见。由于痔疮发生的部位不同，可分为内痔、外痔和混合痔。内痔位于肛门齿线以上，由直肠上静脉丛形成，表面由直肠黏膜覆盖。其主要症状是出血，大便时或大便后流出，出血量多少不等。外痔位于肛门齿线以下，由直肠下静脉丛扩大、曲张形成，表面由肛管皮肤覆盖。其表现为圆形较软的结节。混合痔是指直肠上静脉丛和直肠下静脉丛吻合相通，在同一部位齿线上下内外痔同时存在。表面分别覆盖着直肠黏膜和肛管皮肤。饮酒、过劳、便秘、腹泻、内热可使痔疮加重。

【耳诊表现】

肛门、直肠可见点片状白色、边缘红晕，少数呈黯灰色，混合痔则多呈圆圈形红晕，压之退色。

【治疗方法】

疗法一

主穴：直肠、大肠、皮质下、肾上腺。

方法：取以上主穴，探得耳穴敏感点，用王不留行籽贴压。每天用手指按压耳穴 2～3 次，每次 1～3 分钟，双耳或单耳交替使用，每 3 天 1 换。

疗法二

主穴：直肠、神门、皮质下、肛门、交感、大肠。

配穴：炎症严重者加肾上腺、三焦；出血多者加脑点。

方法：取以上主穴4~5个，随症取配穴，用王不留行籽贴压。每天自行按压4~5次，反复按压有酸麻沉胀或疼痛灼热感为度，双耳交替贴压。2~3天1换。

疗法三

主穴：直肠、大肠、三焦、交感、脾。

方法：取以上主穴，探得耳穴敏感点，用王不留行籽贴压。每天用手指以中等力度按压耳穴3~5分钟，每日4~6次，每2日更换1次药丸。

疗法四

主穴：交感、神门、大肠、肺、直肠、皮质下、肛门及敏感点。

方法：取以上主穴4~5个，用王不留行籽贴压。每天自行捏压4~5次。两耳轮流贴，每隔1~2天换1次，10次为1个疗程。

疗法五

主穴：肛门、直肠、大肠、肝、脾、肾上腺。

配穴：发炎加耳尖、轮5、轮6；疼痛加神门、皮质下。

方法：取以上主穴，随症取配穴，探得耳穴敏感点，用王不留行籽贴压。

第十四节　慢性单纯性阑尾炎

【概述】

阑尾炎是阑尾的化脓性疾病，但有急慢性之分。若右下腹固定压痛对急性阑尾炎具有重要诊断意义。慢性阑尾炎多为急性阑尾炎转变而来，也可开始即呈慢性经过。主要病变为阑尾壁的不同程度纤维化及慢性炎细胞浸润等。临床上时有右下腹疼痛或仅有右下腹不适感或隐痛，可因活动、饮食不节而诱发。细菌感染和阑尾腔的阻塞是阑尾炎发病的两个主要因素。

本病属中医学"肠痈"范畴。

【耳诊表现】

阑尾区呈点状凹陷或隆起，少数白色或黯灰色。

【治疗方法】

疗法一
主穴：阑尾、交感、大肠、神门。
配穴：发热者加皮质下或耳尖放血。
方法：取以上主穴，随症取配穴，探得耳穴敏感点，用王不留行籽贴压。取单侧耳穴。每日或隔日1次，10次为1个疗程。

疗法二
主穴：阑尾、大肠、小肠、肾上腺。
配穴：胃、脾、交感、皮质下、耳迷根；发热加耳尖、退热穴、耳轮放血；痛甚加神门、皮质下。
方法：取以上主穴，随症取配穴，探得耳穴敏感点，用王不留行籽贴压。

疗法三
主穴：阑尾、大肠、小肠、交感、神门、耳迷根、口。
配穴：发热者加皮质下或耳尖放血。
方法：在上述耳穴中寻找敏感点3～6个，用王不留行籽贴压。按压手法以对压或直压法为主。强刺激，取单侧穴，每日或隔日1次，10次为1个疗程。

第十五节　手术后腹胀

【概述】

手术后因胃肠平滑肌出现不同程度的麻痹，而使病人感到腹部胀满，甚者可因膈肌上升而影响呼吸，并可出现肺部并发症。严重腹胀者还可影响吻合口和腹壁创口的愈合。

本病多发于腹腔、盆腔或脊椎等手术后，由于胃肠道受刺激或支配胃肠的神经受刺激而反射性地引起胃肠蠕动抑制，或因水、电解质平衡紊乱而致血钾过低使胃肠蠕动减弱。

本病属中医"腹胀"范畴，因手术而致胃肠气机逆乱，升降失和，传导功能障碍所致。

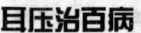

【治疗方法】

疗法一

主穴：胃肠道手术取胃、小肠、大肠、三焦、腹、内分泌、交感等穴；胆道手术取胆、神门，同时取胃肠道穴位。

方法：一般于手术前1~2天进行，最迟不超过术前1小时。随症取以上主穴，探得耳穴最敏感点，用王不留行籽贴压。每次按压5分钟左右，术前1天夜间及当日凌晨各按压1次，术后3天内，每日按压2~3次，特殊病例可推迟1~2天。

疗法二

主穴：大肠、小肠、脾、胃、交感、三焦。

配穴：痛甚者加内分泌、神门。

方法：取主穴及相应配穴，在穴区探得敏感点后，以王不留行籽贴压，用直压或对压手法，宜强刺激。每穴按压30~60秒。3日1换，两耳交替，直至症状缓解。

第十六节　手术及产后尿潴留

【概述】

手术后拔出导尿管后小便不能自解，尿液潴留膀胱而有胀急感者，称为术后尿潴留，大多由于导尿管刺激或尿道感染病菌引起，也可能因手术刺激或损伤膀胱引起。产后膀胱充盈而不能自行排尿或排尿困难者，称产后尿潴留，是产后常见并发症。因膀胱过度膨胀影响子宫收缩，可引起产后出血，故应积极处理。

本病属中医的"癃闭"范畴。

【治疗方法】

疗法一

主穴：膀胱、肾、输尿管、皮质下、交感。

配穴：产后尿闭兼少气懒言、面色少华、四肢乏力加肺、脾穴；兼精神抑郁，连及两胁胀痛,烦闷不安加肝、胆。

方法:取以上主穴,随症取配穴,探得耳穴敏感点,用王不留行籽贴压。每天按揉耳穴5~7次,每次1~3分钟。本法主治产后尿潴留。

疗法二

主穴:膀胱、尿道、艇角。

方法:取以上主穴,随症取配穴,探得耳穴敏感点,用王不留行籽贴压。每日用手按压耳穴5~10次,每次1~2分钟,双耳或单耳交替使用,每2日1换。本法主治手术后尿潴留。

疗法三

主穴:膀胱、肾、三焦。

配穴:体虚者加肺、脾;腹肌无力者加腹;精神紧张者加皮质下。

方法:取主穴及相应配穴,并在皮区寻找敏感点,用王不留行籽贴压,采用直压或对压手法。宜强刺激,可取单侧或双侧耳穴,每穴按揉30秒,尤以膀胱穴为主,一次见效后可继续贴压,直到完全恢复。

第十七节 术后切口痛

【概述】

术后疼痛可随切口的部位、范围、损伤程度的不同而有所不同。术中、术后早期由于麻醉药物的作用,基本上感觉不到切口疼痛。疼痛通常在术后3~4小时出现,术后切口疼痛是许多病人惧怕手术的原因之一。

【治疗方法】

疗法一

主穴:耳部阿是穴配与手术相关穴位。

方法:在术后3~6小时采用王不留行籽按压止痛。在疾病相应部位的耳穴找到敏感点,在多个敏感点中取压痛最明显处为阿是穴(可在疾病相关处,也可在其他部位),将王不留行籽压在阿是穴上,胶布固定,均匀按压1~3分钟,每4~6小时1次。

疗法二

主穴：胆道疾病术后取胰胆区、肝区，再配神门或皮质下；阑尾疾病术后取阑尾穴，再配神门或交感。

方法：一般选一个主穴，一个配穴，用手指按压 1～3 分钟，并嘱患者当伤口疼痛时按压 1～3 分钟。

【备注】

实践证实耳穴按压镇痛对术后切口疼痛的缓解疗效满意，而且简便易行，无并发症，老少皆宜，不失为缓解术后切口疼痛的一种有效方法。

第十八节　幻肢痛

【概述】

幻肢痛属神经因素性疾病。主要表现为外伤或截肢手术后肢体缺损，但患者仍有肢体存在感，常在断肢的远端出现疼痛。现代医学认为幻肢痛可能与中枢神经系统内在体系形成有关。由于截肢后，正常进入脊髓的痛觉非特异性传导通路的抑制性冲动减少，以致痛觉的兴奋性异常增高，而导致此症发生。

中医认为肢体在截肢术后，经脉离断，机体经气失调，气血运行不利，气滞血瘀，痹阻不通而痛。

【治疗方法】

主穴：相应部位、皮质下、神门。

配穴：伴失眠者加垂前、枕；痛甚伴灼热感者加耳尖。

方法：选取主穴及相应配穴，用王不留行籽贴压，手法采用对压或直压法，用强刺激，每穴按压 30～60 秒。先取同侧耳穴，两耳交替，痛甚者可取双侧耳穴，2 日 1 次，10 次为 1 个疗程。

第四章 妇科疾病的耳压疗法

第四章 妇科疾病的耳压疗法

第一节 痛 经

【概述】

凡在行经前后,或行经期间,小腹发生剧烈疼痛,称为痛经。临床表现为下腹部剧痛,严重者可伴面色苍白、头痛、恶心呕吐、手足发凉、出冷汗等,影响正常生活和工作。

中医认为本病多因寒凝血滞,肝气郁结,气血虚弱,肝肾亏损等致冲任气血运行不畅,胞宫经血流通受阻,而致经水难下,不通则痛。

【耳诊表现】

内生殖器区呈黑紫色条状,有光泽,并有散在脱屑。肝区有黯红色片状。盆腔为点状黑紫色。

【治疗方法】

疗法一

主穴:内生殖器、内分泌、肝、肾、神门、交感。

配穴:如伴恶心呕吐加胃穴;伴有头痛、头晕加枕穴;伴气血不足乏力加脾穴。

方法:取以上主穴,随症取配穴,探得耳穴最敏感点,用王不留行籽贴压。每日自行按压5～7次,每次按压10～20下,按压强度以局部有酸、麻、胀、痛感为佳。于月经前3～5天开始上述治疗,贴压一侧耳穴,疼痛重者亦可取双侧耳穴,隔日更换1次贴膏,经期结束停止,连续治疗3～5个月经周期。

疗法二

主穴:内生殖器、内分泌、肝、皮质下。

方法:取所有主穴,根据辨证取2～3个配穴。用王不留行籽贴压,取双侧耳穴。用直压或对压手法,强刺激。2日1换药丸。

疗法三

主穴:内生殖器、内分泌、肝、肾、神门。

配穴:气血虚弱者加心、肺、脾;偏气滞者加交感、皮质下;偏血瘀者加皮质下、心;恶心呕吐、腿软无力者加脾、胃。

方法:取以上主穴,随症取配穴,探得耳穴敏感点,每次月经前3～5天开始取单侧耳穴用王不留行籽贴压。每天按压3～5次,每次3～5分钟,两耳交替。痛经时频繁按压,至月经来潮时如无痛或少痛则停止治疗。若血瘀为主者,可于内生殖器穴点刺放血。

疗法四

主穴:寒湿凝滞型取内生殖器、内分泌、皮质下、卵巢,配交感、神门;气滞血瘀型取内生殖器、交感、皮质下、卵巢,配脾、肝;气血两亏型取内生殖器、肾、肝、内分泌,配交感、神门。

方法:取以上主穴,随症取配穴,探得耳穴最敏感点,用王不留行籽贴压。每穴按压3～5分钟,每日自行按压4～5次。一般慢性患者3天换1次,急性患者隔日换1次;双耳交替施治,也可同时贴双侧,根据病情而定。10次为1个疗程,疗程间隔3～5天。

疗法五

主穴:内生殖器、卵巢、内分泌、神门。

配穴:交感、肝、肾、皮质下、耳迷根。

方法:取以上主穴,随症取配穴,探得耳穴最敏感点,用王不留行籽贴压。

疗法六

主穴:内生殖器、卵巢、内分泌、盆腔、交感。

配穴:气血瘀滞型加肝、神门;气血亏虚型加肾、脾;寒湿凝滞型加脾、三焦;肝郁湿热型加肝、脾;肝肾亏损型加肝、肾。

方法:取以上主穴,随症取配穴,探得耳穴最敏感点,用王不留行籽贴压。每天用食指、拇指指腹对应按压,早、中、晚饭前半小时及临睡前各按1次,其力度以患者有酸胀感为宜,每次按压3～5分钟,至耳郭出现热感为止。左右耳交替,于经前2～3天开始,每隔1天1换,连续4天。

疗法七

主穴:内生殖器、肝、胆、肾、腹、内分泌、肾上腺、耳背沟及耳迷根等。

配穴:呕吐者可加胃穴;心烦不安者可加心、神门。

方法:取以上主穴,随症取配穴,探得耳穴最敏感点,用王不留行籽贴压。每日不定时按压10次以上,愈痛愈按。在初次按压时,往往疼痛较明显,甚者病人不能坚持,此时可暂停按压,待其痛缓后,再行按压;病人会有经血急下之感,其痛势亦感剧减。疼痛一般半天或1天即可消失。

第二节 月经不调

【概述】

月经不调是泛指各种原因引起的月经改变,包括初潮年龄的提前、延后,周期、经期与经量的变化,月经不调是妇科病最常见的症状之一。

中医认为本病多因情志内伤,思虑伤脾,恼怒伤肝,过劳伤气等;或嗜食辛热,肠胃积热;或因吐血下血,而致营血损伤,血海不充;或因产后、多产或流产,冲任受损等因所致。

【耳诊表现】

内生殖器区淡红色油脂光亮,全耳郭无光泽。

【治疗方法】

疗法一

主穴:内生殖器、神门、肝、脾、肾、内分泌、皮质下。

方法:取以上主穴,随症取配穴,探得耳穴最敏感点,用王不留行籽贴压。每日按压3~4次,每次均有胀或痛感,每次取一侧耳穴,1周(夏天5天)后贴压对侧耳穴。于行经前半个月开始贴压,至月经来潮为1个疗程。

疗法二

主穴:神门、肝、肾、皮质下、内分泌(皮质下与内分泌交替使用)。

方法:取以上主穴,探寻耳穴最敏感点,用王不留行籽贴压。每天按压2~5次,每次5分钟。单侧,每4天换药1次,两耳交替,每7次为1个疗程。正值经期的1次可不用药。月经后期者,到期月经未潮,应双侧耳穴埋籽以加强疗效;先期者于行经前4天双侧耳穴埋籽。

疗法三

主穴:内生殖器、卵巢、肝、脾、肾、内分泌、缘中。

配穴:月经过少加交感;月经过多加耳中;月经经期紊乱加盆腔。

方法:取以上主穴,随症取配穴,探得耳穴敏感点,用王不留行籽贴压。月经后期和月经先后不定期、过少者,于正常期前10天开始治疗,至月经来潮时停止；月经先期者于上一次月经时间前5日处开始治疗,至月经来潮时停止；月经过多者可在经前1周治疗,亦可在行经期间治疗,至行经结束停止。一般治疗3～5个月可治愈。

疗法四

主穴：内生殖器、内分泌、卵巢、肾、肝、脾。

配穴1：脑点。

配穴2：血虚不寐配神门；心跳缓慢加心、交感；心率快加耳迷根。

方法：取以上主穴,随症取配穴,用王不留行籽贴压,月经过多时可改用菟丝子。每天按压穴位3～5次,每2天换1次药,10次为1个疗程。

疗法五

主穴：内生殖器、内分泌、缘中、肾、肝、脾。

配穴：血热加耳尖。

方法：取所有主穴并辨证取配定,先在选定的耳穴区内探寻敏感点,用王不留行籽贴压,用对压和直压手法,中等刺激。每次取一侧耳穴,双耳交替,2～3日1换。10次为1个疗程,可重复治疗2～3个月经周期。

疗法六

主穴：

月经先期：血热型取三焦、耳背沟、肝、肝阳；气虚型取心、脾、肾、激素点、内分泌。

月经后期：气血虚寒型取内生殖器、激素点、肾上腺、垂体、卵巢、肾、脾；痰湿型取甲状腺、肾上腺、垂体、丘脑、前列腺、三焦、卵巢、肺、脾。

月经先后不定期：肝郁型取肝、三焦、内分泌、卵巢、肾、脾；肾虚型取肾上腺、前列腺、甲状腺、激素点、肾、脾。

方法：取以上主穴,用决明子贴压。每日按压3～5次,每次持续3～4分钟。月经先期在行经前1周开始治疗,每5次为1个疗程,分别选取上穴交替使用；月经后期在行经前2周开始治疗,至月经来潮止,分别选取上穴交替使用；月经先后不定期采用整个月经周期为治疗时间,分别取上穴交替使用。

第三节 闭 经

【概述】

闭经又称经闭,是指女子年满18岁,第二性征发育成熟2年以上,尚未月经来潮;或已有规律月经来潮,而又因某种病理原因中断达6个月以上者。前者为原发性闭经,后者为继发性闭经。

【耳诊表现】

内生殖器多呈青黑色条段状。

【治疗方法】

疗法一

主穴:内生殖器、卵巢、内分泌、缘中、肾。

配穴:因环境改变或精神因素引起者加肝、三焦;因其他病变使气血虚弱者加心、肝、脾;更年期加心、肝、皮质下。

方法:取以上主穴,随症取配穴,探得耳穴敏感点,用王不留行籽贴压。每次取一侧耳穴,5天换对侧耳穴1次。每天用手指按压耳穴2~3次,每次1~3分钟。一般5~10次为1个疗程。

疗法二

主穴:内生殖器、卵巢。

配穴:气血虚弱则加心、脾、血液点、内分泌等穴;气滞血瘀则加肝、胰、胆、交感、皮质下、脑点等穴;若痰湿阻滞则加脾、胃、肝、内分泌、膀胱等穴。

方法:取所有主穴并辨证取2~3个配穴,用王不留行籽贴压,采用直压或对压手法,中等刺激。2日1换药丸。

疗法三

主穴:内生殖器、卵巢、内分泌。

配穴:肝、肾、心。

方法:取以上主穴,随症取配穴,探得耳穴最敏感点,用王不留行籽贴压。轻轻揉压,使局部充血,3天换1次耳贴,10次为1个疗程。耳穴敷贴后,嘱病人每天自行按揉数次,月经来潮后再贴1次,以加强通经作用。

疗法四

主穴:内生殖器、内分泌、缘中、肾、皮质下。

配穴:肝肾不足者加肝穴;气血虚弱者加心、脾穴;阴虚血燥者加交感、肝;气滞血瘀者加肝、脾、心穴;痰湿阻滞者加脾、三焦穴。

方法:取所有主穴并辨证取2～3个配穴,用王不留行籽贴压,在所选穴区寻找敏感点,采用直压或对压手法,中等刺激。每次取一侧耳穴,双耳交替。3～5天1换,10次为1个疗程,疗程间隔5～7天。

第四节　功能性子宫出血

【概述】

功能性子宫出血临床表现月经无规律,量多,经期延长,妇科检查找不到明显器质性病变。伴有贫血、头晕、神乏。

本病属中医"崩漏"范畴,有两种类型,来势急,血量多,血流如注的称为"崩";来势缓,出血少,淋漓不断的称为"漏"。二者虽有轻重缓急的不同,但其病理基本一致,而且在发病过程中,常可互相转化。本病多因脏腑受损,冲任失调,不能约束经血所致。

【耳诊表现】

内生殖器、盆腔呈淡红色片状,有油脂样光泽。

【治疗方法】

疗法一

主穴:内生殖器、卵巢、内分泌、肾、肝、脾。

方法:取以上主穴,探得耳穴最敏感点,用王不留行籽贴压。每日压3次,隔日1次,两耳交替,7次为1个疗程。

疗法二

主穴:内生殖器、卵巢、脾、肾、内分泌。

配穴:出血淋漓不畅,血紫或黯红有块,小腹胀痛者加肝;下血量多色淡质稀,神疲乏力,面色无华,少气懒言加肺、心;下血量多或淋漓不断,色鲜红,面赤心烦,夜眠不安加心、神门、小肠。

方法:取以上主穴,随症取配穴,探得耳穴敏感点,用王不留行籽贴压。每次取一侧耳穴,中等强度刺激。两耳交替,每3日更换耳穴1次。如在出血期治疗,一般3～5天后出血量显著减少或停止,如在经前提前5～10天开始治疗,可减少出血量和缩短出血时间,作用都较显著。

疗法三

主穴:内生殖器、卵巢、内分泌、肾。

配穴:神门、皮质下、肝、脾、耳迷根。

方法:取以上主穴,随症取配穴,探得耳穴最敏感点,用王不留行籽贴压。

疗法四

主穴:内生殖器、缘中、内分泌、肾上腺。

配穴:血热加神门、屏尖;肾虚加肾、肝穴;脾虚加肾、脾穴;血瘀加耳中、肝穴。

方法:取所有主穴和辨证取1～2个配穴,用王不留行籽贴压,采用直压或对压手法,一般每次取一侧耳穴。双耳交替,3～5天换1次。10次为1个疗程,疗程间休息5天。

疗法五

主穴:内生殖器、卵巢、盆腔、皮质下、内分泌、肾上腺、神门、脑干、脑点。

配穴:消化功能差加肝、脾、胃、肾;睡眠差加失眠穴。

方法:取以上主穴,随症取配穴,探得耳穴最敏感点,用王不留行籽贴压。隔日治疗1次,3～5次后改为每周治疗2次,两耳换贴,连续治疗1～4周。

疗法六

主穴:内生殖器、内分泌、卵巢、脾。

配穴:经色鲜红,属血热者,配肝,加耳尖三棱针点刺放血;经色黯红有血块,属血瘀者,配皮质下、交感;经色淡红属气血虚者,加肾、脑点。

方法:取以上主穴,随症取配穴,探得耳穴最敏感点,用王不留行籽贴压。压至耳郭发热、发胀、酸痛,每日压3次,每次2～3分钟。1周更换2次,左右交替。加耳尖放血者每周放血1次。2个月为1个疗程,一般治疗2个疗程。

疗法七

主穴:肾、子官、卵巢、盆腔、内分泌、肾上腺、皮质下、卵巢。

配穴:膈、肝、脾、心、腰痛点。

方法：取以上主穴，随症取配穴，探得耳穴最敏感点，用王不留行籽贴压。每次贴一侧穴，左右交替，每日按压 3～4 次，每次 15～20 分钟，以能耐受为度。隔日 1 次，15 次为 1 个疗程，连做 2 个疗程，不愈者隔半个月再继续治疗。

第五节　经前期紧张综合征

【概述】

经前期紧张综合征是指妇女在行经前数日或经期出现头痛、头晕、心情烦躁、失眠、乳房或胸胁胀痛、四肢浮肿、泄泻、身痛等症。典型症状常在经前 1 周开始，逐渐加重，至月经前最后 2～3 天最为严重，经后突然消失。有些病人症状消退时间较长，渐渐减轻，一直延续到月经开始后的 3～4 天才完全消失。

中医认为本病多因情志内伤，思虑劳倦或肝气郁结所致。

【治疗方法】

主穴：内生殖器、内分泌、神门、皮质下、肝、肾。

配穴：精神症状明显者加肝、心穴；水肿明显者加肝、脾、肾穴。

方法：取所有主穴及辨证取相应配穴 2～3 个，用王不留行籽贴压。手法以直压或对压为主，每次取一侧耳穴，双耳交替，3 日 1 换药丸。

第六节　白带过多

【概述】

白带是妇女阴道流出的一种黏稠液体。正常情况下，阴道内有少量的白色无臭分泌物，若分泌物明显增多，并且色、质、味异常，伴有腰酸痛、小腹坠胀、下肢酸软等症状者，为白带过多。本病常见于阴道炎、子宫颈糜烂、盆腔炎等急慢性炎性疾病，是妇科常见多发病。

第四章 妇科疾病的耳压疗法

【治疗方法】

疗法一

主穴：内生殖器、内分泌、卵巢。

配穴：白带味臭，色黄黏稠，脉沉加肝、三焦；白带量多白清稀，肢冷神疲，腰酸腹痛可加脾、肾。

方法：取以上主穴，随症取配穴，探得耳穴敏感点，用王不留行籽贴压。每次按压2～3分钟，并每日自行按压耳穴1～5次，每次治疗选用3～5穴，双侧耳交替取穴，3天换药籽1次，5次1个疗程，休息3～5天，再进行下1个疗程。

疗法二

主穴：内生殖器、卵巢。

配穴：脾虚湿盛者配脾、肺、膀胱；肾气虚弱者配肾、内分泌等穴；真阴不足者配脾、肾、肾上腺。

方法：取主穴及辨证取配穴1～2个，用王不留行籽贴压，以直压或对压手法，实证宜强刺激，虚证则轻轻按揉，每次取一侧耳穴，两耳交替，2日1换药丸。

疗法三

主穴：内生殖器、盆腔、脾、肾。

配穴：白带脓性恶臭，伴外阴作痒，小便短赤者加肝、三焦和耳背静脉点刺放血；白带色白，量多黏稠，精神倦怠者加肺；白带质稀而量多者加内分泌；发热加耳尖点刺放血。

方法：取以上主穴，随症取配穴，探得耳穴敏感点，用王不留行籽贴压。每次取一侧耳穴，每日按压3～5次，中等强度刺激，3～5天换对侧耳穴，5～10次为1个疗程，疗程间隔5～7天。

疗法四

主穴：内生殖器、盆腔、内分泌、肾上腺。

配穴：脾虚者配脾穴；肾虚者配肾穴；湿热者配肝、三焦；外阴瘙痒者加外生殖器。

方法：取主穴及辨证取配穴1～2个，在所选穴区敏感点处贴压王不留行籽，以直压或对压手法，实证宜强刺激，虚证则轻轻按揉，每次取一侧耳穴，两耳交替，或取双侧耳穴，每天治疗1次。7次为1个疗程，疗程间休息3～5天。

疗法五

主穴：内生殖器、肾、肝、内分泌、交感、肾上腺、皮质下。

配穴：下腹痛者加盆腔；月经多者加耳中；外阴痒者加神门、风溪；睡眠差者加枕。

方法：取以上主穴，随症取配穴，探得耳穴敏感点，用王不留行籽贴压。双侧耳贴压，睡前按压3～4次，每次3～5分钟，连续6天，休息1天后继续贴压，4次为1个疗程。贴压期间，停用其他治疗。

第七节　盆腔炎

【概述】

盆腔炎包括子宫内膜炎、输卵管炎、卵巢炎、盆腔结缔组织炎和盆腔腹膜炎等，分急性和慢性两种。表现为小腹部、腰骶部胀痛，月经紊乱，白带多，肛门有坠痛感。

本病属于中医"带下"、"癥瘕"范畴。慢性盆腔炎多由急性盆腔炎失治、误治，迁延日久，以致正气不足，气滞或血瘀，湿热逗留，脏腑功能虚损，任冲失调所致。本病常因过劳或外感风邪而引起急性发作。

【治疗方法】

主穴：盆腔、肾上腺、腹、神门、内生殖器。

配穴：发热加耳背静脉点刺放血；恶心呕吐加胃、耳中；月经不调加内分泌、肾；腰骶疼痛加腰骶椎。

方法：取以上主穴，随症取配穴，探得耳穴敏感点，用王不留行籽贴压。每次取一侧耳穴，3～5天换对侧耳穴。

第八节　不孕症

【概述】

不孕症是指夫妇同居两年以上，性生活正常而且未采取避孕措施，或曾经怀孕现又两年以上未怀孕者。引起不孕症的原因很多，应配合临床医生的检查,排除男性不育,找出原发病,在治疗的同时,配合耳压疗法效果会更好。

【治疗方法】

主穴:内生殖器、卵巢、内分泌、缘中、肾。

配穴:如由于炎症引起的不孕症加肾上腺;性腺分泌功能紊乱导致排卵不规则加交感。

方法:取以上主穴,随症取配穴,探得耳穴敏感点,用王不留行籽贴压。每次月经干净后开始治疗,至月经后16天停止,每日间歇按压,用中等强度刺激,如此连续3～6个周期。

第九节 胎位不正

【概述】

妊娠7个月,经产前检查发现枕后位、臀位、横位等胎位异常,称为胎位不正,又称胎位异常。本症多由于腹壁肌肉松弛,或腹壁过紧、羊水过少等使胎儿转动不便所致。临床表现胎儿臀位、横位、枕后位。

中医学根据胎位不正情况有"倒生"、"横产"、"坐生"等名称。胎位不正多与气虚和气滞有关,也是导致难产的重要原因之一。

【治疗方法】

疗法一

主穴:内生殖器、腹。

配穴:精神紧张者加皮质下;肝气郁结者加肝;脾失健运者加脾。

方法:根据症状取主穴及配穴,在相应穴位处探求敏感点,用王不留行籽贴压,每次取一侧耳穴,两耳交替。2～3天1换,按压时放松裤带,取半卧位。治疗至胎位转正。

疗法二

主穴:内生殖器、转胎穴(位于内生殖器穴下面)。

方法:取以上主穴,探得耳穴最敏感点,用王不留行籽贴压。嘱孕妇早晚自行按摩100次。按摩时横位取坐位,臀位取臀高头低仰卧位,下肢屈曲,臀部抬高 20~30cm 或平卧。注意转胎应在空腹时进行,并自我觉察胎动方向、胎动次数及其他异常感觉。一般治疗 3 天后复诊,如有异常可随时复诊。

疗法三

主穴:内生殖器、交感、皮质下、肝、脾、肾、腹。

方法:取以上主穴,探寻耳穴最敏感点,用王不留行籽贴压。嘱孕妇每日早饭、午饭和晚饭前,依次用手指揉压耳穴 5 分钟。4 天为 1 个疗程,结束后嘱到妇产科续诊。续诊时若异常胎位仍未矫正者,可换新药籽在左右相应穴位上轮换贴压治疗。

疗法四

主穴:内生殖器、交感、皮质下、腹等任一相应穴位找其敏感点。

方法:用白芥子贴压敏感点。嘱孕妇每日 3 次在贴压药籽的穴位上用手指揉压 5 分钟左右。按压时孕妇采取平卧或左侧卧位,屈膝,一般 5 天为 1 个疗程。每个疗程结束后复查,直到经 B 超检查证实胎位纠正为止。

疗法五

主穴:内生殖器、交感、腹、肾、肝、脾、内分泌。

方法:取以上主穴,探寻耳穴最敏感点,用王不留行籽贴压。取一侧耳穴,每次每穴按压 3 分钟,使局部有明显胀、热、痛感为度,嘱孕妇每天按上述要求自行按压 4 次,早、中、晚三餐饭后半小时及睡前各按压 1 次。松解腰带。睡前这 1 次,仰卧在床上,下肢屈曲,头部不用枕头,将枕头垫在腰部进行按压耳穴。3 天为 1 个疗程。

疗法六

主穴:内生殖器、交感、皮质下、腹、肾。

配穴:若腹壁松弛,伴见乏力、气短等气虚症状者加肺、脾;若见腹壁紧张,兼有腹胀腹痛等气滞症状者加胆、肝、膀胱。

方法:取以上主穴,随症取配穴,探得耳穴敏感点,用王不留行籽贴压。每隔 3~4 天换药 1 次,每日早、中、晚饭前揉压 5 分钟,左右两侧耳穴交替,4 天为 1 个疗程,每 1 个疗程结束后均检查胎位,未矫正者继续治疗。

第十节 难 产

【概述】

怀孕足月,临产时,胎儿不能顺利娩出,称为难产。造成难产的原因,有产力异常,产道异常,胎儿、胎位异常等,耳压疗法治疗难产是以产力异常为适应证。临床主要表现为子宫收缩失去其节律性,或收缩强度、频率有所改变,影响产程进展而至难产。

难产在中医学中又称"产难"。中医学认为,无论是气血虚或气血滞,均可影响胞宫正常活动,减弱分娩能力,造成难产。

【治疗方法】

主穴:内生殖器、皮质下、肾、神门、腹。

配穴:若兼见宫缩强而有力,下血紫黯有块,少腹胀满,连及两胁者加肝、膀胱;若兼见子宫收缩持续时间短,间歇时间长,下血色淡量多质稀,面色无华,自汗,心悸者加心、脾。

方法:取以上主穴,随症取配穴,探得耳穴敏感点,用王不留行籽贴压。取单侧或双侧耳穴,中强度按压刺激;5～10分钟,此后每隔5分钟按压1次,每次1～2分钟,直至胎儿娩出。

第十一节 产后缺乳

【概述】

产后缺乳也称为乳汁不足,指产后乳汁分泌量少或无乳,不能满足婴儿需要。常与体质虚弱、营养不良、精神抑郁等因素有关。

【治疗方法】

疗法一

主穴：胸、内分泌、缘中。

配穴：营养差者加脾、胃；受精神刺激者加肝、胆。

方法：取以上主穴，随症取配穴，探得耳穴敏感点，用王不留行籽贴压。单侧乳汁分泌少者取患侧耳穴，双侧乳汁分泌少者取双侧耳穴。轻刺激，每天揉按3次，每次5～10分钟。

疗法二

主穴：内分泌、胸、交感。

配穴：气血虚者加脾、胃、肾；肝郁气滞者加肝、神门。

方法：取所有主穴及辨证取相应配穴，在所选穴区寻找敏感点，用王不留行籽贴压。气血虚弱者用揉按法，肝郁气滞者用对压或直压法。每次取一侧耳穴，双耳交替。2～3天1换，至乳汁能满足婴儿需要为止。

第十二节　产后宫缩痛

【概述】

分娩后由于子宫收缩而引起的疼痛，称为产后宫缩痛。一般3～4天自行消失，个别严重者则需治疗。本病可能是子宫肌纤维因妊娠及分娩而受损，不能维持正常收缩而引起。临床以小腹疼痛为特征。

产后宫缩痛属中医学产后腹痛的范畴，又称"儿枕痛"。气血运行不畅是发生本病的原因。产后有多虚多伤的特点，由于血虚或气滞，以致运行不利，迟滞而痛。

【治疗方法】

主穴：内生殖器、交感、皮质下、神门、脾。

配穴：若腹痛喜按，头晕耳鸣，腰部坠胀，恶露淡少者加心、肾；若腹痛且胀，拒按，恶露量少，涩滞不畅者加肝、胆。

方法：取以上主穴，随症取配穴，探得耳穴敏感点，用王不留行籽贴压。每

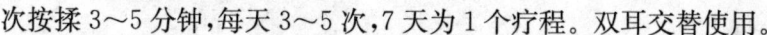

次按揉3～5分钟,每天3～5次,7天为1个疗程。双耳交替使用。

第十三节　产后恶露不净

【概述】

产妇分娩后,从阴道排出少量黯红色的血性黏液,称为"恶露"。一般产后恶露持续2～3周后完全排尽。若超过这段时间,持续淋漓不断,则称为恶露不净。子宫收缩乏力所致迟缓出血以及产褥感染均可出现本证。临床表现为恶露淋漓不止,伴有腹痛、发热等症状。

本病中医学称为"恶露不绝"、"恶露不尽"等。多因气虚不能摄血,或血滞行而不畅,以及阴虚血热迫血妄行所致。

【治疗方法】

主穴:皮质下、内分泌、交感、内生殖器、神门。

配穴:恶露虽多,色淡,质稀,伴精神疲乏、少气懒言者加肺、脾穴;恶露虽少,色紫黯,有血块,伴少腹疼痛拒按者加肝;恶露色红,质稠,伴面色潮红、口干、舌燥者加肾。

方法:取以上主穴,随症取配穴,探得耳穴敏感点,用王不留行籽贴压。取单侧穴,每天按揉3～5次,中等强度刺激。若3～4天后恶露未净,再换对侧耳穴。

第十四节　更年期综合征

【概述】

妇女在49岁左右,因卵巢功能逐渐衰退,会出现自主神经功能失调的症状和体征,称为更年期综合征。临床表现为月经紊乱,失眠健忘,头晕耳鸣,性急心烦,心悸易怒,形体肥胖,潮热自汗,口干咽燥,夜尿频数,腹胀便稀,皮肤瘙痒,面肢浮肿,关节酸痛,神倦乏力等。症状有轻有重,久暂不一,严重的影响健康、工作和学习。

本病属于中医"月经不调"范畴。中医认为本病的发生主要是由于肾气渐衰,任冲亏虚,阴阳失调,心肝脾肾不足,脏腑功能紊乱所致。

【治疗方法】

疗法一

主穴:心、肾、肝、内生殖器、皮质下、神门、内分泌。

方法:取以上主穴,随症取配穴,探得耳穴最敏感点,用王不留行籽贴压。贴双耳穴,并嘱患者自己每日轻轻按压3次,每次2～3分钟。每周治疗1次,5次为1个疗程。

疗法二

主穴:内生殖器、内分泌、肾、肝、缘中。

配穴:情绪激动性失眠加神门、心;心慌心跳加心、小肠;精神不集中加兴奋点、额;血压高加耳背沟;面部潮红、多汗加交感、面颊、肺;烦躁不安加耳尖放血。

方法:取以上主穴,随症取配穴,探得耳穴最敏感点,用王不留行籽贴压。按压手法以对压或直压法为主。每周2次,10次为1个疗程,疗程间隔1周,需坚持治疗2个月以上。

疗法三

主穴:肾、肝、卵巢、内生殖器、内分泌、心、神门、皮质下。

方法:取以上主穴,探寻耳穴最敏感点,用王不留行籽贴压。先贴压右耳,2天后更换左耳,如此交替,每天自行轻轻按压2次,1个月为1个疗程,疗程间间隔7天。

疗法四

主穴:内生殖器、内分泌、肾。

配穴:情绪激动、失眠多梦加心、神门、皮质下;心悸加心、交感、小肠;血压高加耳尖、耳背沟;功能性子宫出血加肝、脾;潮热加交感、肺;耳鸣加内耳。

方法:取所有主穴和辨证取配穴2～3个。用王不留行籽贴压耳穴。采用直压或对压手法,素体虚弱者用轻柔按摩法。每次取一侧耳穴,双耳交替。3～5天一换,15次为1个疗程。取耳尖穴时可采用点刺放血法。

疗法五

主穴:卵巢、内分泌、肾、肝、交感、皮质下。

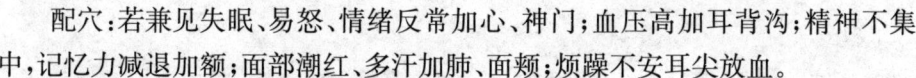

配穴:若兼见失眠、易怒、情绪反常加心、神门;血压高加耳背沟;精神不集中,记忆力减退加额;面部潮红、多汗加肺、面颊;烦躁不安耳尖放血。

方法:取以上主穴,随症取配穴,探得耳穴敏感点,用王不留行籽贴压。每天早、中、晚各揉按1次,每次揉按3分钟。每3天换穴1次,10次为1个疗程,疗程间隔5天,需坚持治疗2个月以上。

疗法六

主穴:内生殖器、卵巢、内分泌、肾。

配穴:心、皮质下、神门、丘脑;情绪不稳,失眠加神门、心、失眠穴;心悸加心、小肠;血压高加肝、降压点、耳背沟;面部潮红、多汗加交感、面颊、肺。

方法:取以上主穴,随症取配穴,探得耳穴敏感点,用王不留行籽贴压。

第十五节 子宫脱垂

【概述】

子宫脱垂,多发生于产后的妇女。主要表现为腹下部、阴道、会阴部有下坠感,另有块状物自阴道掉出感,腰背酸痛,劳动后更重。

本病中医学称之为"阴挺"。多因素体气虚,加之产后损耗,或产后过早操劳,攀高或房劳过甚,或生育过多,耗损肾气,以致脾肾气虚,中气下陷,进而引起胞脉松弛不固所致。

【治疗方法】

主穴:内生殖器、肝、脾、肾、交感。

配穴:气虚加心、肺;小腹坠胀明显加腹、三焦。

方法:取以上主穴,随症取配穴,探得耳穴敏感点,用王不留行籽贴压。取单侧耳穴,每天按压2~3次,每次每穴半分钟,2~3天后换压对侧穴,10次为1个疗程。

第十六节 外阴白斑症

【概述】

外阴白斑是指出现在妇女阴部皮肤的局限性或弥漫性白色斑块,可向两下肢内侧、会阴及肛门蔓延,但很少侵犯尿道口及前庭。症见阴部瘙痒,皮肤干燥,肥厚变白,失去弹性,甚至萎缩破溃,有疼痛及烧灼感。

【治疗方法】

主穴:湿热型取外生殖器、脾、三焦;阴虚型取肾、内生殖器、肝。

方法:取以上主穴,探寻耳穴最敏感点,用王不留行籽贴压。自行按压5~10分钟,每日3次。每2日换贴1次,两耳交替。15次为1个疗程。

第五章 儿科疾病的耳压疗法

第一节　小儿高热

【概述】

高热是小儿疾病的常见症状,常作为急诊的指标,按急症处理。其临床表现以体温(口腔)超过39℃,身体灼热、烦渴、脉数等为特征。常见于感冒、急性感染性疾病、急性传染病。

中医认为高热是邪正相争的全身性反应,主要见于中医外感温热病过程中,有"壮热"、"暴热"、"灼热"、"烦热"之称。

【治疗方法】

主穴:耳尖、热穴、皮质下、肺、

配穴:上呼吸道感染发热加咽;扁桃体炎加扁桃体;支气管肺炎加支气管。

方法:取以上主穴,随症取配穴,探寻耳穴最敏感点,用王不留行籽贴压。用拇指与食指对揉或按压穴位2～3分钟,至头部出微汗。按压后耳郭皮肤充血、发热、胀痛是正常现象。按压时用力要适中,太重易压破皮肤,发生感染;太轻则起不到治疗作用。

第二节　小儿肺炎

【概述】

肺炎是小儿时期常见的一种肺系疾病,以发热、咳嗽、痰壅、气促、鼻扇为临床主症。本病一年四季都可发生,尤以冬春二季为多。任何年龄小儿皆可发病,以婴幼儿多见。年龄越小,病情重者越多。

本病中医学称为"肺炎喘嗽"。发病的原因,主要是小儿寒温失调,风邪外袭而为病;或先天禀赋不足,或后天喂养失宜,久病不愈,病后失调,则致正气虚弱,腠理不密,而易为外邪所中。若素体虚弱,或感邪较重,或病势凶猛,可迅速出现心阳虚衰、邪陷厥阴之变证。

【治疗方法】

疗法一

主穴：肺、肾、支气管、平喘。

配穴：交感、肾上腺、内分泌。

方法：取以上主穴，随症取配穴，用王不留行籽贴压双耳穴位。治疗 10 次为 1 个疗程，每隔 5 天更换 1 次。嘱家长每日重压耳穴 5~6 次，每次压 2 分钟。

疗法二

主穴：神门、肾上腺、内分泌、肺、脾、肾、平喘。

配穴：合并心衰者配心穴。

方法：取以上主穴，随症取配穴，探得耳穴最敏感点，用王不留行籽贴压。用拇、食二指对应揉压。持续 3 分钟，每间隔 1 小时按揉 1 次（夜间停按），每次按压 1 只耳，3 天后换另 1 只耳压，以 5 次为 1 个疗程。

第三节 百日咳

【概述】

百日咳是由百日咳嗜血杆菌引起的急性呼吸道传染病，一年四季均可发生，但以冬春季较多，常见于 5 岁以下儿童，主要通过咳嗽时飞沫传播。临床主要表现为初起似外感，继而出现阵发性痉咳，咳后有鸡鸣样回声，夜间重，白天轻，咳至咳出大量黏液而暂停，如此反复痉咳，一次比一次加剧，整个病程约 3 个月左右，故名百日咳。中医学认为本病属于"顿咳"范畴，多由外感时邪，内蕴伏痰所致。

【治疗方法】

主穴：肺、肾上腺、神门、平喘、交感。

配穴：咳嗽较剧者加枕、咽喉穴；呕吐、眼睑浮肿、鼻衄、痰中带血者加脾、肾穴。

方法：取以上主穴，随症取配穴，探得耳穴最敏感点，用王不留行籽贴压。按压手法以对压或直压法为主。中强刺激，每日 1 次。

第四节 流行性腮腺炎

【概述】

流行性腮腺炎,是一种以发热、腮部肿胀疼痛为特征的急性传染病。多发生于冬春季节,任何年龄均可发病,但以学龄前及学龄期儿童为多见,2岁以下小儿很少罹患。在群居的儿童中可相互传染,造成小范围内流行。患病后如治疗得当,预后一般良好,亦有少数男孩可并发偏坠(睾丸炎)。

本病中医称痄腮,是由风温邪毒蕴结少阳经脉,气血壅滞不散所致。

【耳诊表现】

常在腮腺穴、面颊区出现阳性反应。

【治疗方法】

疗法一

主穴:腮腺、面颊区、神门、内分泌。

方法:取以上主穴,随症取配穴,探得耳穴敏感点,用王不留行籽贴压。取双侧耳穴,用食指以较轻力度揉按耳穴 2～3 分钟,每日 3～4 次,每天更换 1 次。

疗法二

主穴:腮腺、耳尖、神门。

方法:取以上主穴,探得耳穴最敏感点,用王不留行籽贴压。每日按压 4～5 次,待肿大之腮腺消退后取下。1 个疗程约 2～4 天。

疗法三

主穴:腮腺、面颊区、内分泌、皮质下。

配穴:肾上腺、肝、胆、胃、脾;发热加耳尖点刺放血、退热、耳轮 4;疼痛不安加神门。

方法:取以上主穴,随症取配穴,探得耳穴敏感点,用王不留行籽贴压。

疗法四

主穴:屏尖、对屏尖、耳尖。

配穴：肾上腺、神门、内分泌、艇中。

方法：取以上主穴，随症取配穴，探得耳穴最敏感点，用王不留行籽贴压。按压手法以对压或直压法为主。

【备注】

耳压疗法治疗本病效果很好，一般治疗后1～2小时，局部肿痛、发热等症明显减轻，治疗1～5次可痊愈。在对屏尖、艇中用王不留行籽贴压，可起预防作用。

第五节 遗 尿

【概述】

4岁以上儿童，在睡眠时不能自行控制排尿而自遗者，称为遗尿症，又称"遗溺"或"尿床"，也属于小便不禁的证候范围。西医认为，本病的发生可由多种原因引起，如大脑排尿中枢发育不全，大脑器质性病变，隐性脊柱裂，泌尿道畸形，感染，蛲虫病，以及睡眠过熟和习惯不良等。不少大龄患者可出现头晕、目眩、记忆力减退、全身虚弱等神经衰弱症状。中医认为本病发生原因与肾、膀胱、脾、肺等脏腑关系较为密切，如肾气不足，固摄无权，膀胱失于约束，气化作用异常；或脾虚气陷，肺气不调，水液下输失其常度，均能引起本病。

【治疗方法】

疗法一

主穴：膀胱、脑点、支点。

配穴：脾、肝、缘中、内分泌、皮质下；肺热加热穴；肾虚加骶椎。

方法：取以上主穴，随症取配穴，探寻耳穴最敏感点，用王不留行籽贴压。每天按压2～3次。

疗法二

主穴：肾、膀胱、支点、缘中、皮质下、枕。

配穴：肾气不足者加内分泌；因睡眠太深，大脑自控功能失调者加耳尖、兴奋点；因外阴受异常刺激而致者加外生殖器；因隐性骶椎裂引起者加腰骶椎。

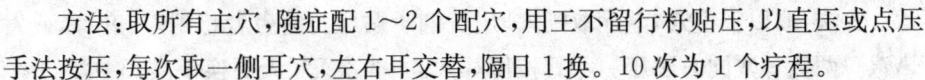

方法:取所有主穴,随症配1~2个配穴,用王不留行籽贴压,以直压或点压手法按压,每次取一侧耳穴,左右耳交替,隔日1换。10次为1个疗程。

疗法三

主穴:肾、膀胱、尿道、耳中、兴奋点。

配穴:额、枕、肝。

方法:取以上主穴,随症取配穴,探得耳穴最敏感点,用王不留行籽贴压。每次选贴5~6穴,2~3天换1次,双耳交替贴压。每日自行按压耳穴3~5次,每穴按压2分钟,5次为1个疗程,疗程间休息3天,再行下1个疗程。

疗法四

主穴:肾、膀胱、皮质下、尿道、缘中。

配穴:小儿遗尿夜间沉睡不易叫醒者加兴奋点;伴面色㿠白、神疲乏力、纳呆者加脾穴;伴小便黄臊,夜间龁齿,惊惕不安者加肝、耳尖。

方法:取所有主穴,随症配1~2个配穴,用王不留行籽贴压,以直压或点压手法按压,每次取一侧耳穴,左右耳交替,隔日1换。10次为1个疗程。

疗法五

主穴:肾、膀胱、尿道、脑点(均双取)。

方法:取以上主穴,探寻耳穴最敏感点,用王不留行籽贴压。每天按压2~3次,每次按压3~4下即可,按压时要有酸痛感,一般3天换贴1次。

疗法六

主穴:膀胱、肾、脾、胃、心、神门、脑点。

方法:取以上主穴,探寻耳穴最敏感点,用王不留行籽贴压。每次取一侧耳穴,嘱其家长每日按压3次,每次按压5分钟,睡前必按1次,每6日两耳交替贴压1次。

疗法七

主穴:肾、膀胱、脑点、皮质下、缘中。

配穴:兴奋、多梦者加神门。

方法:取以上主穴,随症取配穴,探得耳穴最敏感点,用王不留行籽贴压。每次每穴按压1分钟,每日3次,5天后再压对侧耳穴,10天为1个疗程,有效后继续1个疗程。

疗法八

主穴:肾、膀胱、脾、肺、缘中、皮质下、耳中、额、骶椎。

配穴:伴有尿路感染者加内分泌;尿频者加尿道。

方法:取以上主穴,随症取配穴,用黄荆子贴压。使患者感到酸、麻、痛或发热感。两侧耳穴同时贴压。每日按压耳穴5~6次。5天更换1次,5次为1个疗程。

疗法九

主穴:膀胱、肾、缘中。

配穴:食欲不振可加脾、胃。

方法:取以上主穴,随症取配穴,探得耳穴敏感点,用王不留行籽贴压。每天按压耳穴2~3次,每次1~3分钟,双耳或单耳交替使用,每2~3天1换。

疗法十

主穴:肾、膀胱、脑点、皮质下、丘脑。

配穴:肝、内分泌、尿道、遗尿点。

方法:取以上主穴,随症取配穴,探得耳穴最敏感点,用王不留行籽贴压。

疗法十一

主穴:神门、缘中、膀胱、肾、尿道。

方法:取以上主穴,探寻耳穴最敏感点,用王不留行籽贴压。隔日1次,左右耳郭轮流贴压,6次为1个疗程。

第六节 小儿厌食

【概述】

小儿厌食,是指因消化功能障碍引起的一种慢性消化性疾病,一般多见于学龄前儿童。表现为食欲减退或缺乏,不思饮食;或食之无味,而见食不贪,甚则拒食;或饮食停滞,脘腹胀满,或伴面色少华,形体消瘦,或呕吐、泄泻。长期厌食,可影响小儿生长发育。属中医"纳呆"、"恶食"范畴。多因饮食不节,饥饱失调,损伤脾胃,过饱则积食停滞,过饥则营养不充;或脾胃素虚,脾气不振;或先天不足,脾失温照;脾虚失运,湿郁脾阳;湿郁气滞,升降失调等所致。

【治疗方法】

疗法一

主穴:胃、脾、小肠、健脾胃点。

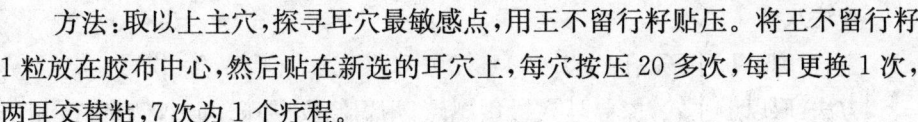

方法：取以上主穴，探寻耳穴最敏感点，用王不留行籽贴压。将王不留行籽1粒放在胶布中心，然后贴在新选的耳穴上，每穴按压20多次，每日更换1次，两耳交替粘，7次为1个疗程。

疗法二

主穴：脾、胃、肝、小肠、心、交感。

方法：取以上主穴，探寻耳穴最敏感点，用王不留行籽贴压。隔天治疗1次，双耳轮换，10次为1个疗程。嘱每日按压3～5次，每次3～4分钟，以稍感疼痛为度。

疗法三

主穴：胃、脾、小肠、胰、胆。

配穴：大便时干时稀者加大肠、三焦；由精神因素而致者加皮质下、交感。

方法：取所有主穴，随症选1～2个配穴，用王不留行籽或莱菔子贴压，以点压法按压，每次取一侧耳穴，2～3日1换，左右耳交替，10次为1个疗程。病程短、病情轻或年龄较小的患儿可用全耳按摩法或耳甲艇按摩法按摩。

疗法四

主穴：脾、胃、肝、肾、交感、皮质下。

方法：取以上主穴，探得耳穴最敏感点，用王不留行籽贴压。取双侧耳穴交替，每3天轮换1次，嘱其家长回家后饭前、饭后半小时按揉贴敷的耳穴1分钟，使患儿产生酸痛感。每日治疗1次，6次为1个疗程。

疗法五

主穴：胃、肝、脾、内分泌、肾上腺。

配穴：皮质下、胰、胆、小肠；感冒发热加耳尖、肺；腹泻加大肠、肺。

方法：取以上主穴，随症取配穴，探得耳穴最敏感点，用王不留行籽贴压。

疗法六

主穴：脾、胃、神门、皮质下。

方法：取以上主穴，探得耳穴最敏感点，用王不留行籽贴压。每次取一侧耳穴，4天后换另一侧耳穴粘贴。一般1～3次即可。

疗法七

主穴：胃、脾、小肠、神门、交感、内分泌。

配穴：腹痛者加腹；盗汗者加心、肺；易感冒者加咽、内鼻、外鼻。

方法：取以上主穴，随症取配穴，探得耳穴最敏感点，用王不留行籽贴压。双耳交替。每日按压3～5次，每次3～4分钟。

疗法八

主穴：脾、胃、小肠、肝。

方法：取以上主穴，探寻耳穴最敏感点，用胃肠安贴压。取双侧耳穴，用拇指轻揉耳穴 0.5～1 分钟，每日 3～4 次，每天换药丸 1 次。

第七节 积 滞

【概述】

积滞是指小儿内伤乳食，停聚中脘，积而不化，气滞不行所形成的一种胃肠疾患。以不思乳食，食而不化，脘腹胀满，嗳气酸腐，大便酸臭为特征。又名"食积"、"食滞"、"乳滞"等。各种年龄均可发病，尤以婴幼儿最为多见。禀赋不足，脾胃素虚，人工喂养及病后失调者更易罹患。

西医学之"消化功能紊乱症"与本病相似。

【治疗方法】

主穴：直肠、大肠、三焦、神门、肺、心、腹、内分泌。

配穴：食少纳呆、口臭、腹胀腹痛加脾、胃、小肠、腹；睡卧不安，喜俯卧，易惊多梦，夜间龄齿加脾、胃、内分泌、神门；口渴喜冷饮，口舌糜烂加神门、心、小肠；流鼻血，手足心热，手掌发红加肺、胃、内分泌。

方法：取以上主穴 2 个，随症取配穴 2～4 个，用王不留行籽贴压。4～6 天换 1 次，一般取双耳，每日在穴位上按压不应少于 5 次，每次按压至耳部发红。如对胶布过敏，嘱其父母及时取下，以免造成耳部水肿。

第八节 疳 证

【概述】

疳证是由喂养不当或多种疾病影响，使脾胃受损，气液耗伤而形成的一种慢性病症。临床以形体消瘦，面色无华，毛发干枯，精神委靡或烦躁，饮食异常，大便不调为特征。本病发病无明显季节性,以贫困地区发病率较高。各种年龄均可罹患,临床以5岁以下小儿为多见。

西医学认为本病是一种慢性营养缺乏症,是由长期营养素摄入不足,消化吸收功能障碍,急慢性疾病的影响,消耗过大等因素造成的蛋白质-热能营养不良。

【治疗方法】

疗法一

主穴:腹、胃、脾、大肠。

配穴:潮热加交感,便秘加三焦。

方法:每次选2~3穴,探得耳穴敏感点,用王不留行籽贴压。每天用手指按压耳穴2~3次,每次1~3分钟,双耳或单耳交替使用,每2~3天1换。

疗法二

主穴:脾、胃、肝、小肠、心、交感。

配穴:烦躁哭闹、夜寐不宁者加耳尖放血;盗汗者加肺;口渴喜饮者加上屏、内分泌;消化不良者加胰、胆。

方法:取以上主穴,随症取配穴,探得耳穴最敏感点,用王不留行籽贴压。按压手法以对压或直压法为主。每次取一侧耳穴,每天按压3~5次,每次3~5分钟,2~3天换对侧耳,10次为1个疗程。

第九节　小儿腹泻

【概述】

小儿腹泻是指大便稀薄,便次增多,或如水样。是儿科常见多发病,夏秋季节多发,尤以婴幼儿居多。引起本病的原因有细菌、病毒感染和饮食所伤。

本病属中医的"泄泻"范畴。

【治疗方法】

疗法一

主穴:大肠、胃。

配穴:若感邪所致加肺、小肠;若伤食所致加脾、交感。

方法:取以上主穴,随症取配穴,探寻耳穴敏感点,用胃肠安贴压。按压手法宜轻。每次选一侧耳穴,轻揉0.5~1分钟,每日3~4次、每天更换1次。

疗法二

主穴:神门、盆腔、交感、肝、小肠、胃、胃2(在耳屏外侧与面部交界处)、脾、大肠。

方法:取以上主穴,探寻耳穴最敏感点,用王不留行籽贴压。每次只贴一侧耳郭,首次以男左女右为序,隔日1次,每日按压2~3次,以患儿能忍受为度。

疗法三

主穴:大肠、小肠、肺、脾。

配穴:胃、肾上腺、皮质下、胰、胆。

方法:取以上主穴,随症取配穴,探得耳穴最敏感点,用王不留行籽贴压。

第十节 小儿肠痉挛

【概述】

肠痉挛又称痉挛性肠绞痛,是小儿急性腹痛中最为常见的功能性腹痛。临床表现为平时健康的小儿,突然发生阵发性、间歇性的腹痛,而在间歇期间,又找不到异常的体征,为本病的主要特点。患儿的腹痛,可持续数分钟或数十分钟不等,时作时止。经反复发作数十分钟或数小时后,腹痛可不再出现。个别患儿,其反复发作的腹痛,可迁延数日,腹痛的程度轻重也各不相同,严重者可以出现就地翻滚。凡平素有腹痛病史,近期有发作,腹部触痛过敏,伴有腹肌紧张,或腹部触诊虽无明显阳性体征,但患者自觉腹部隐痛或胀痛者,均可列入本病范围。

【治疗方法】

主穴:皮质下、小肠、交感、神门、三焦、脾。

配穴:伴有食欲不振者加胃、肝、胆;便秘者加大肠、直肠;有蛔虫指征者加耳迷根;精神不振者重按脾。

方法:取以上主穴分成两组,每组2~3穴,并酌情选用配穴,用王不留行籽贴压。每日自行按压耳穴3次,每次5～10分钟,以所压耳穴出现胀痛且能忍受为度。每次取双侧耳穴、两组穴交替使用。隔日治疗1次,5次为1个疗程。

第十一节 小儿夜啼

【概述】

小儿夜啼俗称"夜哭",是婴幼儿的一种常见病状。病因复杂,有因脏热心烦或脾寒腹痛引起者;也有因受惊恐和生活习惯改变所致;亦有因为尿布湿润、饥饿或包盖过严引起。临床表现为白天嬉笑如常,但在晚间睡眠时啼哭不安,多为每晚定时啼哭,有的甚至通宵达旦,时间久后会影响患儿的身体发育和健康。中医认为,患儿如果面赤唇红,小便短赤,仰身啼哭者属脏热心烦证;面白手冷,四肢蜷曲,屈腰夜啼者属脾寒腹痛证;面红兼青,睡中惊恐,梦寐惊啼者属受惊吓恐证。

【治疗方法】

疗法一

主穴:心、神门、脑点、交感。

方法:取以上主穴,探寻耳穴敏感点,用王不留行籽贴压。用拇指轻揉耳穴0.5～1分钟,每日3～4次,每日中午贴敷药丸,于第2日清晨取下。

疗法二

主穴:神门、肾、心、脾、肝。

方法:取以上主穴,探寻耳穴敏感点,用王不留行籽贴压。按压手法宜轻。每次选一侧耳穴,2天换另一侧,5次为1个疗程,疗程间隔5天。

第十二节 儿童多动症

【概述】

儿童多动症又称"注意缺陷-多动障碍",是儿童时期一种较常见的行为异常性疾患。患儿智力正常或接近正常,以难以控制的动作过多,注意力不集中,情绪不稳,冲动任性,并有不同程度学习困难为临床特征。本病男孩多于女孩,好发年龄为 6~14 岁,国内外文献报道,占学龄儿童的 5%~10%。发病与遗传、环境、产伤等有一定关系。

本病在古代医籍中无专门记载,根据患儿神志涣散、多语多动、冲动不安的特征,可归入"脏躁"、"躁动"证中;又由于其智能正常或接近正常,活动过多,思想不易集中而导致学习困难,故又与"健忘"、"失聪"证有关。

【治疗方法】

疗法一

主穴:心、肾、脑干、脑点、皮质下、神门、肾上腺、交感、三焦。

方法:每次选取以上主穴 5~8 个,用王不留行籽贴压。3~5 天更换 1 次,两耳交替使用,每日按压 3 次,每次揉压 3~5 分钟。尽量让孩子自己按压,食指按穴位,拇指按对称的耳背,手法适中,以防皮肤破损。10 次为 1 个疗程,3 个疗程后观察结果。

疗法二

主穴:肾、皮质下、脑干、兴奋点。

配穴:健忘多梦者加心;食欲不振者加脾;急躁易怒者加肝。

方法:取以上主穴,随症取配穴,探得耳穴最敏感点,用王不留行籽贴压。按压手法以对压或直压法为主。每次按压 1~2 分钟,使局部有明显的胀、热、痛感为度,每日按压 3 次以上,两耳交替,15 次为 1 个疗程,疗程间隔 2 周,坚持治疗 3 个疗程,约半年时间以上为佳。

疗法三

主穴:兴奋点、皮质下、脑干、肾、肝。

配穴:气血虚者加脾、心。

方法:取以上主穴,随症取配穴,探得耳穴敏感点,用王不留行籽贴压。每 2 天 1 换。双耳或单耳交替进行,每日用手指按压耳穴 2~3 次,每次 1~3 分钟。

疗法四

主穴:肾、心、皮质下、缘中。

配穴:情绪不稳、烦躁多动加肝、神门、枕;食欲不振加脾;脑电图异常加兴奋点。

方法:取以上所有主穴,随症选 1~2 个配穴,用王不留行籽贴压,以直压或点压手法按压,每次取一侧耳穴,2~3日1换,左右耳交替,10次为1个疗程。

疗法五

主穴:肾、脑点、心、神门、脑干。

配穴:肝、脾、皮质下、交感。

方法:每次辨证选取1~3穴,用益智仁贴压。每日早起、午休、晚睡时各按压1次。每次20~30下。本法简单易行,无甚痛苦,尽量让儿童自己施术,食指按穴位,拇指按对称耳背。施术时令儿童安静,晓之以理。儿童皮肤娇嫩,手法要适中,若发现皮肤破损,应及时处理并更换备用穴。3~5天更换1次益智仁,10次为1个疗程,疗程间可休息1周。

疗法六

主穴:肾。

配穴:皮质下、脑干、兴奋点;健忘多梦加心;食欲不振加脾;急躁易怒加肝。

方法:取以上主穴,随症取配穴,探得耳穴最敏感点,用王不留行籽贴压。用手指按压胶布,每次1~2分钟,使局部有明显胀、热、痛等感觉为止。并嘱家长每日按压不少于3次,左右耳交替,每周换籽2次。15次为1个疗程,疗程间休息2周。

【备注】

(1)治疗期间应尽量不安排较兴奋的活动,避免小儿劳累过度,少看电影电视,保证充足睡眠,避免肥腻及刺激性食物。伴发其他疾病者停止施行此法。

(2)治疗期间应结合心理疏导,向家长解释该病主要表现为患儿自控力差,屡教屡犯,在接受耳压治疗的同时需改善家庭教养环境,家长多赞扬鼓励患儿的点滴进步,及时给予奖励,减少打骂。通过建立奖惩方法,强化训练,延长患儿注意力集中的时间。

第十三节 弱智儿

【概述】

弱智儿泛指脑发育不全或精神神经发育迟滞。其原因有先天或后天多种因素,如遗传、代谢障碍、免疫缺陷、妊娠中毒、难产、窒息、高热、抽搐、颅内出血、营养不良、精神创伤等。对这类儿童目前国内、外尚缺乏有肯定疗效的治疗方法。耳压疗法对智能低下有一定的改善作用,能不同程度地提高智商。

【治疗方法】

疗法一

主穴:心、肾、额、皮质下、神门。

配穴:属白痴的加脑干,肝肾亏虚加肝。

方法:取以上主穴,随症取配穴,探得耳穴敏感点,用王不留行籽贴压。每天用手指给患儿按压耳穴2～3次,每次1～3分钟,双耳或单耳交替使用。每3天1换。

疗法二

主穴:枕、脑点、皮质下、贲门、十二指肠、小肠、大肠、神门、腰骶椎、膝、风溪、耳尖、心、肝、脾。

方法:取以上主穴5～8个,随症取配穴,用王不留行籽贴压。按压手法以对压或直压法为主。每次选一侧耳穴,左右耳交替,3个月为1个疗程,连续2～3个疗程。

第十四节 小儿脑性瘫痪

【概述】

小儿脑性瘫痪是指小儿因多种原因,如感染、出血、外伤等,引起的脑实质损害,出现非进行性、中枢性运动功能障碍而发展为瘫痪的疾病。严重者伴有智力不足、癫痫、肢体抽搐及视觉、听觉、语言功能障碍等表现。

【治疗方法】

疗法一

主穴:交感、神门、脑干、皮质下、心、肝、肾、肾上腺、小肠、胃、上耳根、下耳根、上背、中背、下背。

配穴:下肢瘫痪加髋、膝、踝关节;上肢瘫痪加肩、肘、腕。

方法:取以上主穴,随症取配穴,探得耳穴最敏感点,用王不留行籽贴压。

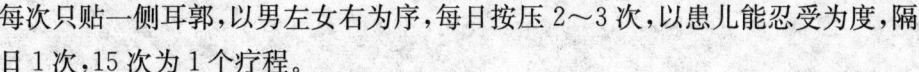

每次只贴一侧耳郭,以男左女右为序,每日按压 2～3 次,以患儿能忍受为度,隔日 1 次,15 次为 1 个疗程。

疗法二

主穴:交感、丘脑、皮质下、神门。

配穴:跟、踝、趾、膝、肘等穴。

方法:取以上主穴,随症取配穴,探得耳穴最敏感点,用王不留行籽贴压。治疗 1 岁以下患儿 20 天为 1 个疗程,1 岁以上的患儿 3 个月为 1 个疗程。中间休息 10～15 天,坚持治疗 3 个疗程。

【备注】

应配合在患儿患病部位采用按、揉、摩、点、叩、拍、拿、推等手法按摩。并根据患儿实际发育水平,按照正常婴幼儿运动发育各个阶段顺序进行抬头、翻身、坐、爬、跪、站、走的训练,抑制异常姿势。同时应用其他康复器械以提高疗效。

第六章 男科疾病的耳压疗法

第一节 阳 痿

【概述】

阳痿是指阴茎不能勃起,或勃而不坚,不能进行正常性生活的一种疾病,其发病原因,西医认为除了生殖器官的器质性病变外,多数由于大脑皮质对勃起的抑制加强或脊髓中枢功能紊乱所致。

中医认为,本病多因房室过度,久犯手淫,以致命门火衰;或思虑忧郁,损伤心脾,气血失荣;或惊恐伤肾,肝经郁闭;或因湿热下注,宗筋弛纵所形成。临床表现:阴茎痿软或勃起不坚,多伴头晕、耳鸣、腰膝酸软、神倦肢冷、心悸心烦、夜尿频数、记忆力减退、多梦等。

【治疗方法】

疗法一

主穴:肾、睾丸、兴奋点、脑点。

配穴:皮质下、内生殖器、内分泌、心、脾、肝;失眠加神门、失眠穴;消化不良加胃、脾。

方法:取以上主穴,随症取配穴,探得耳穴敏感点,用王不留行籽贴压。

疗法二

主穴:肾、皮质下、外生殖器。

方法:取以上主穴,探寻耳穴最敏感点,用王不留行籽贴压。两耳交替进行。每周2次,10次为1个疗程。

疗法三

主穴:内生殖器、外生殖器、肾、肝、交感、皮质下、缘中。

配穴:思虑忧郁者加心、脾;湿热下注者加三焦、内分泌。

方法:取以上所有主穴,选1~2个配穴,用王不留行籽贴压,直压或点压手法按压,每次取一侧耳穴,左右耳交替,3~5日1换,10次为1个疗程。

第二节 遗 精

【概述】

遗精有梦遗、滑精之分,因梦而泄精称为遗精,无梦而泄精称为滑精。本病以遗精次数频繁、排精量较多为主症,并伴有失眠、头晕、疲乏、腰酸、心烦等症。本病多见于西医所言的神经衰弱、睾丸炎、附睾炎以及精囊炎等病。

中医认为,梦遗多系劳神太过,肾阴亏耗,心火妄动,或湿热下移,精宫不宁所成;滑精多由房室无度,频犯手淫,或病久下元亏损,以致肾气虚亏,气不摄精,精关不固而成。

【治疗方法】

疗法一

主穴:肾、神门、皮质下、内生殖器。

配穴:头晕心悸加心,体倦乏力加脾。

方法:取以上主穴,随症取配穴,探得耳穴敏感点,用王不留行籽贴压。每天用手指按压耳穴2~3次,每次1~3分钟,轻、中等强度刺激。双耳或单耳交替使用,每2~3天1换。

疗法二

主穴:内生殖器、肾、心、皮质下、缘中、神门。

方法:取所有主穴,用王不留行籽贴压,用对压或直压手法按压。每次取一侧耳穴,左右耳交替,2~3日1换,5~10次为1个疗程。

疗法三

主穴:肾、心、内生殖器、皮质下。

配穴:梦遗者加神门、垂前;滑精者加内分泌、缘中;伴下焦湿热者加肝、三焦、脾。

方法:取所有主穴,随症配2~3个配穴,用王不留行籽贴压,梦遗者多用对压或直压手法按压,滑精者多用点压手法按压。每次取一侧耳穴,左右耳交替,2~3日1换,10次为1个疗程。

疗法四

主穴：外生殖器、肾、睾丸、皮质下、内分泌、神门。

方法：取双侧耳穴，用王不留行籽贴压。用拇指以中等力度按压耳穴 1~2 分钟，每日 6~8 次，每 2 日更换 1 次药丸。

第三节　精索静脉曲张症

【概述】

本症多见于 20~30 岁男子，主要表现为阴囊下坠感或伴酸胀，久站、久行、阴茎勃起时症状加重。触摸阴囊松弛，病侧睾丸较健侧低，曲张的静脉呈团状，如蚯蚓状，平卧后症状消失，病变多见于右侧。耳压疗法对早期、轻症患者疗效较佳，重者只能减轻不适症状。

【治疗方法】

疗法一

主穴：外生殖器、缘中、心、肝、交感。

方法：取以上主穴，探得耳穴敏感点，用王不留行籽贴压。每天按压 3~5 次，每次 1~3 分钟。双耳交替使用，每隔 1 日 1 次。

疗法二

主穴：外生殖器、睾丸、心、交感、肝、三焦、神门。

方法：取所有主穴，用王不留行籽贴压，用对压或直压手法按压。每次取一侧耳穴，左右耳交替，2~3 日 1 换，5~10 次为 1 个疗程。

第四节　前列腺炎、精囊炎

【概述】

前列腺炎是成年男性的常见病，可由尿道炎波及或身体其他部位炎症继发感染而引起。急性前列腺炎症状似尿路感染，有尿频、尿急、尿病。慢性前列腺炎主要表现为下腹痛,会阴、精索、睾丸部不适或抽搐,下腰痛,尿后滴沥或轻度尿频,尿道刺痒和尿道分泌物增多,常伴神经衰弱症状,包括性功能减退及遗精等。精囊炎与前列腺炎并发,除偶有血精表现外,无其他特殊发现,治疗方法与前列腺炎相同。

【耳诊表现】

慢性前列腺炎可见点片状白色,无光泽。

【治疗方法】

疗法一

主穴:前列腺、内生殖器、外生殖器、膀胱、肾上腺、皮质下、神门。

方法:取以上主穴2～3个,用王不留行籽贴压。按压手法以对压或直压法为主。每次取双侧耳穴,3天更换1次,10次为1个疗程。

疗法二

主穴:艇角、内生殖器、外生殖器、膀胱、对屏尖、神门。

方法:取以上主穴,探得耳穴敏感点,用王不留行籽贴压。每隔3天更换1次,10次为1个疗程。

疗法三

主穴:前列腺、尿道、膀胱、丘脑、肾上腺、内分泌、神门。

配穴:急性期加耳尖、轮5、轮6;性功能障碍加内生殖器、皮质下、心、肾。

方法:取以上主穴,随症取配穴,探得耳穴敏感点,用王不留行籽贴压。

第五节 男性不育症

【概述】

男性不育症是指处于生育年龄的夫妻,有正常的性生活,未采用避孕措施,而两年以上无孕,其原因属于男方者,称为男性不育症。临床以性功能障碍和精液异常所致的男性不育症最多见。

【耳诊表现】

耳诊可见全耳郭呈无光泽干燥。外生殖器区呈条状黯红色。内生殖器区呈白色油脂光亮。

【治疗方法】

主穴：肾、外生殖器、脑点、皮质下、神门。

方法：取双侧耳穴，探得耳穴敏感点，用王不留行籽贴压。用拇指以中等力度按压耳穴 1~2 分钟，每日 6~8 次，每 2 日更换 1 次药丸。

第七章 五官科疾病的耳压疗法

第一节 牙 痛

【概述】

牙痛是口腔疾病的最常见症状,各种年龄的人均可发病。一般多由龋齿、牙髓炎、牙周炎所引起。症见牙龈红肿,牙床坚硬肿胀,恶寒身热,疼痛难忍,坐卧不安,遇冷、热刺激疼痛加剧。并可放散到头颈、面部等处。

中医认为本病多由饮食厚味、辛辣、醇酒,或因外感风热,或因肠胃郁热上攻,或因肾阴不足,虚火上炎所致。

【治疗方法】

疗法一

主穴:牙痛奇穴。

配穴:失眠加枕穴,有炎症者加肾上腺穴,头痛者加相应耳穴。

方法:取以上主穴,随症取配穴,探得耳穴最敏感点,用王不留行籽贴压。每日自行按压3~4次,使之产生酸、麻、胀、痛、热的感觉,4天为1个疗程。

疗法二

主穴:三焦。

配穴:神门。

方法:取主穴、配穴,用王不留行籽贴压。每日自行按压3~4次,使按压点有酸、胀、痛的感觉,并有耳部灼热感,4日为1个疗程。

疗法三

主穴:牙痛奇穴、牙痛点。

配穴:神门、脑点、拔牙麻醉点。

方法:取以上主穴,随症取配穴,用绿豆贴压。患者每日自行按压3~4次,4日1个疗程。

疗法四

主穴:牙、颌、垂前、内分泌、神门、肾上腺。

配穴:风火牙痛加耳尖、屏尖点刺放血;胃火牙痛加胃、大肠;虚火牙痛加肾。

方法：取全部主穴和辨证取配穴，先在耳穴区内探寻敏感点，用王不留行籽贴压。手法以直压或对压为主，实证用强刺激。每次取一侧耳穴，双耳交替。3日1换，5次为1个疗程，疼痛较重时可贴压双侧耳穴。

疗法五

主穴：神门、拔牙麻醉点、喉、牙痛点。

配穴：上牙疼痛选上颌，下牙疼痛加下颌。

方法：取以上主穴，随症取配穴，探得耳穴最敏感点，用王不留行籽贴压。每周2次，两耳交替。

疗法六

主穴：屏尖、牙痛点、拔牙麻醉点、上颌、下颌。

配穴：面颊、口、神门、皮质下、肾上腺、耳尖、胃。

方法：取以上主穴，随症取配穴，探得耳穴最敏感点，用王不留行籽贴压。

疗法七

主穴：牙痛奇穴、拔牙麻醉点1、拔牙麻醉点2。

方法：取以上主穴，探得耳穴最敏感点，用王不留行籽贴压。并用食指、拇指指腹对称加压所贴穴位1～3分钟。一般1分钟左右牙痛即止。

疗法八

主穴：神门、牙痛奇穴。

配穴：实火牙痛加胃、脾；风火牙痛加肾上腺、神经点；虚火牙痛加肾、枕；上牙痛加上颌、面颊，下牙痛加下颌。

方法：取以上主穴，随症取配穴，探得耳穴最敏感点，用王不留行籽贴压。使局部有痛、胀、热感，有向其他部位传导者，疗效更佳。每日按压3～4次（疼痛发作可及时按压），每次2～5分钟，使局部有感觉为宜。隔日换贴1次，两耳交替。治疗期间停用其他药物。

第二节 牙周炎

【概述】

牙周炎是侵犯牙龈和牙周组织的慢性炎症，是一种破坏性疾病，其主要特征为牙周袋的形成及袋壁的炎症，牙槽骨和牙齿逐渐松动，它是导致成年人牙齿丧失的主要原因。本病多因为菌斑、牙石、食物嵌塞、不良修复体、咬创伤等引起牙龈发炎肿胀,同时使菌斑堆积加重,并由龈上向龈下扩延。

【治疗方法】

主穴:颌、牙、神门、皮质下。

配穴:口臭、便秘者加胃、大肠;肾阴不足,虚火上炎者加肾。

方法:取以上主穴,随症取配穴,探得耳穴敏感点,用王不留行籽贴压。每日按压3次以上,双耳或单耳交替使用,3~5天换1次。

第三节 复发性口腔溃疡

【概述】

复发性口腔溃疡是一种原因不明的口腔黏膜疾病。临床表现为口腔黏膜反复发出表浅的圆形或椭圆形小溃疡,多发或单发于唇、舌、颊、腭等处,伴有剧烈疼痛。

本病属于中医学"口糜"范畴,多由心火上炎、胃热上蒸、肝火上灼、肾火上亢等所致。

【治疗方法】

疗法一

主穴:口、舌、神门、皮质下、内分泌。

配穴:心脾积热者加心、小肠、脾穴;外感热邪者加耳尖;阴虚火旺者加肾穴。

方法:取所有主穴和2~3个配穴,可选用王不留行籽、木香顺气丸贴压。每次取一侧耳穴,双耳交替,2~3天1换,5次为1个疗程,疗程间休息3~5日。

疗法二

主穴:心、脾、肾、口、小肠、三焦、交感、神门。

方法:取以上主穴,随症取配穴,探得耳穴最敏感点,用王不留行籽贴压。用拇指以中等力度按压耳穴1~2分钟,每日6~8次,每2日更换1次药丸。

疗法三

主穴:口、胃、内分泌、舌。

配穴:心、肝、脾、神门。

方法:取以上主穴,随症取配穴,探得耳穴最敏感点,用王不留行籽贴压。

疗法四

主穴:心、肺、内分泌、脾、胃、肾上腺、耳尖、神门。

配穴:失眠取垂前、枕;纳差取胃。

方法:取以上主穴,随症取配穴,探得耳穴最敏感点,用王不留行籽贴压。每周2次,两耳交替,7次为1个疗程。反应比较敏感者,按压后局部出现酸、麻、胀、痛及热感,疗效较好。每日自行按压4~5次,每次3~5分钟,并停用其他药物。

疗法五

主穴:肺、心、口、舌。

配穴:阴虚火旺者加神门、肾;消化不良者加脾、胃;便秘者加大肠。

方法:取以上主穴,随症取配穴,探得耳穴敏感点,用王不留行籽贴压。每日按压3次,双耳或单耳交替使用,每3~5天换1次。

第四节 扁桃体炎

【概述】

扁桃体炎,多数因为链球菌、葡萄球菌侵入扁桃体所致。临床上以咽部两侧的喉核(扁桃体)红肿发炎,咽喉梗阻,甚至化脓感染为特征。其症状有发热、咽痛、咳嗽、鼻塞等。

本病属于中医"乳蛾"、"喉蛾"的范畴。

【治疗方法】

疗法一

主穴:扁桃体区压痛点、咽喉。

配穴:如红肿痛甚者,可加用耳尖放血疗法;便秘者加大肠、直肠。

方法:取以上主穴,随症取配穴,探得耳穴敏感点,用王不留行籽贴压。每

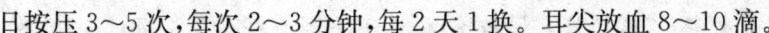

日按压3~5次,每次2~3分钟,每2天1换。耳尖放血8~10滴。

疗法二

主穴:耳尖、扁桃体、咽喉、肺、胃、内分泌、肾上腺。

配穴:疼痛较重者加神门;急性扁桃体炎加轮1—轮3;慢性扁桃体炎加轮4—轮6、肾。

方法:取所有主穴和辨证取配穴,选用王不留行籽或六神丸贴压。用直压或对压手法。急性者用强刺激、每次取一侧耳穴,双耳交替,2~3天1换,5次为1个疗程。

第五节 慢性咽炎

【概述】

慢性咽炎为常见的咽部疾病,常为上呼吸道慢性炎症的一部分。病程较长,症状顽固,不易治愈,多发生于中年人。症见咽部各种不适感觉,如异物感、发痒、灼热、干燥、微痛等。因咽痒而引起咳嗽,易受刺激而致恶心、干呕。检查见咽部黏膜充血黯红,或咽后壁淋巴滤泡增生、充血、肿胀,甚则咽部黏膜干燥、变薄,并有脓痂附着。

本病相当于中医的"慢喉痹"。

【治疗方法】

疗法一

主穴:咽喉、皮质下、肺、神门、内分泌。

方法:取以上主穴,用六神丸贴压。每日按压5~6次。隔日换贴1次,双耳交替使用,10次为1个疗程,间隔休息5天。

疗法二

主穴:咽喉、肺、心、肾上腺、神门、枕。

方法:取以上主穴,探寻耳穴最敏感点,用王不留行籽贴压。每日按压4次,每次压5分钟,两耳交替进行,10次为1个疗程。

疗法三

主穴:咽喉、肺、肾、神门、三焦。

方法：取以上主穴，探得耳穴最敏感点，用王不留行籽贴压。每日 3～5 次，每次 5 分钟左右，按压穴位要有酸、麻、胀等感觉。1 次贴压 5 天，休息 2 天再行贴压。

疗法四

主穴：咽喉、口、肺、肾、内分泌、肾上腺。

配穴：便秘者配三焦。

方法：取所有主穴和辨证取配穴。用王不留行籽或六神丸贴压，按压手法用直压或对压方法，中等刺激。一般每次取一侧耳穴，双耳交替，2～3 天换 1 次，5 次为 1 个疗程，疗程间休息 3～5 天。

疗法五

主穴：咽喉、肺、气管、皮质下、神门、内分泌。

方法：取以上主穴，探寻耳穴最敏感点，用王不留行籽贴压。每日按压 3～5 次，每次 3～5 分钟。每次贴压一侧耳穴，隔日 1 次，15 次为 1 个疗程。

疗法六

主穴：咽喉、肺、肾、肾上腺。

配穴：肾阴不足，虚火上炎者配神门；胃腑积热者加脾胃；痰多者加大肠。

方法：取以上主穴，随症取配穴，探得耳穴敏感点，用王不留行籽贴压。每日按压 3～5 次，使耳部产生疼痛感，局部充血即可，双耳或单耳交替使用，每 3～5 天换 1 次。

疗法七

主穴：咽喉、下屏尖、脑点。

配穴：肺阴不足型加肺、对屏尖、神门；胃腑积热型加胃、脾。

方法：取以上主穴，探寻耳穴最敏感点，用王不留行籽贴压。每日按压数次，隔日 1 次，10 次为 1 个疗程。

疗法八

主穴：咽喉、肺、肾上腺。

配穴：颈、扁桃体、轮 5—轮 6；如为全身疾病引起，应依原发病配穴治疗。

方法：取以上主穴，随症取配穴，探得耳穴敏感点，用王不留行籽贴压。

疗法九

主穴：咽喉、肾上腺、心、肾、内分泌、肺。

方法：取以上主穴，探寻耳穴最敏感点，用王不留行籽贴压。每日按压数次，隔日换贴 1 次，5 次为 1 个疗程。

第六节　失　音

【概述】

失音是指声带因病变而失去振动能力,或声门闭合失常,气流冲力较弱或不能正常通过,以致影响声带振动甚至不能振动,发不出声音的病症。喉的局部病变,外伤、手术以及机体抵抗力减低,病毒侵入机体继发细菌感染均可引起本病。此外,脑血管病可导致中枢性失音,强烈的精神刺激而突然失音者为功能性或癔症性失音。

中医学认为"失音"与肺关系最为密切。外感风寒、风热之邪,致肺气壅遏,气机阻滞,声户肿胀,而发本病。

【治疗方法】

疗法一

主穴:胆、肝、心、神门、皮质下、舌。

方法:取以上主穴,探得耳穴敏感点,用王不留行籽贴压。每次取双侧耳穴,用拇指以中等力度按压耳穴3～5分钟,每日6～8次,每2日更换1次药丸。

疗法二

主穴:肺、咽喉、神门。

方法:取以上主穴,探得耳穴敏感点,用王不留行籽贴压。每日按压3次以上,双耳或单耳交替使用,3～5天换1次。

第七节　慢性喉水肿

【概述】

喉水肿为多种病因导致的一个临床体征。病程发展缓慢者为慢性喉水肿,多由全身疾病如心脏病、肾炎、肝硬化、黏液性水肿、营养不良等所致,临床表现为初觉喉堵或异物感,渐有声嘶,严重者可渐渐发生呼吸困难,喉镜检查可见黏膜弥漫性水肿、苍白。

慢性喉水肿属中医学的"慢喉喑"范畴。中医学认为本病与肺肾相关,多因素体虚弱,加之过度劳累,或因久病而致肺肾两亏,肺气清肃失职,肾阴无以上承,阴虚生内热,虚火上炎于喉咙而发病。

【治疗方法】

主穴:咽喉、神门、皮质下。

配穴:呼吸困难者加平喘、肾上腺。

方法:取以上主穴,随症取配穴,探得耳穴敏感点,用王不留行籽贴压。每日按压3次以上,每次1～3分钟,双耳或单耳交替使用,3～5天换1次。

第八节 颞下颌关节功能紊乱症

【概述】

颞下颌关节功能紊乱症是常见病,多由内外因素刺激,致使咀嚼肌平衡失调,关节运动失常而致病。好发于青壮年。且单侧关节发生多见。临床表现主要是关节运动障碍,疼痛,张口困难,咀嚼无力,或口偏斜,关节弹响,或伴有头痛,耳鸣等症。

中医认为本病的发生是由于筋脉劳损,气血运行不畅,脉络阻滞,寒湿外袭而致。

【治疗方法】

疗法一

主穴:对屏尖、神门。

方法:取以上主穴,探得耳穴最敏感点,用王不留行籽贴压。每日自行按压3～6次,每次2～5分钟,以耳穴处有热、胀、麻,稍出汗感为佳。2～3日换贴1次,双耳轮换,3次为1个疗程。

疗法二

主穴:上颌、下颌、面颊、三焦、肝、胆等穴相应部位和脏腑辨证取穴。

方法:取以上主穴,探得耳穴最敏感点,用王不留行籽贴压。轻轻按压,使

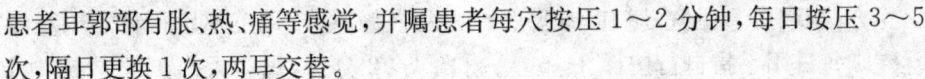

患者耳郭部有胀、热、痛等感觉,并嘱患者每穴按压1～2分钟,每日按压3～5次,隔日更换1次,两耳交替。

疗法三

主穴:口、面颊、上颌、下颌、皮质下、神门。

方法:取以上主穴,探得耳穴敏感点,用王不留行籽贴压。每日按压3～5次,每次1～3分钟。双耳或单耳交替使用,3～5天换1次。

疗法四

主穴:面颊、上颌、神门。

配穴:肝、下颌等。

方法:取以上主穴,随症取配穴,探得耳穴敏感点,用王不留行籽贴压。

疗法五

主穴:对屏尖。

方法:取主穴,用王不留行籽贴压。患者感觉明显疼痛为佳,无疼痛可在原位前、后、上、下略移动,探索到疼痛为止。一般耳压患侧,两侧疼痛压两侧,按压时间15～20分钟,压力按个人耐受情况而定。每隔2天按压1次,3次为1个疗程,一般3个疗程后可达临床治愈。无效者改用他法。

第九节　口　臭

【概述】

口臭指口内出气臭秽。可由多种原因引起,包括口腔卫生不良、鼻和副鼻窦慢性疾病、发热和毒血症、慢性肺疾病,以及消化道所有部位的疾病,都可引起口臭。

中医学认为,脾气通于口,本病的发生与脾、胃关系最为密切,同时与饮食因素,情志失调以及热毒内盛有关。

【治疗方法】

主穴:口、脾、胃。

配穴:兼见胸胁胀满、易怒、烦躁者加肝、胆;兼见发热者加耳尖放血;兼见脘腹胀痛、纳差、嗳腐吞酸者加大肠;若炎症引起者加肾上腺。

方法：取以上主穴，随症取配穴，探得耳穴敏感点，用王不留行籽贴压双侧耳穴。每日用手指自行按揉3～5次，每次1～2分钟，每3天换1次，3次为1个疗程。

第十节 急性结膜炎

【概述】

急性结膜炎多由于细菌、病毒感染或过敏等因素引起。临床症状骤起，眼灼痛，沙涩难忍，刺痒交作，怕光，眼屎而黏，眼睑微肿，结膜充血。耳前可触摸到如黄豆大小结节，压痛明显。全身可伴有恶寒、发热、鼻塞、流涕、咽喉肿痛等症。

本病属于中医"红眼"、"火眼"、"天行赤眼"、"目中赤痛"范畴。多因时气流行，风热毒邪外侵，肝胆火盛，风热相搏所致，多发生于春秋季节。

【治疗方法】

疗法一

主穴：眼、耳尖、肝、

配穴：肺、目$_1$、目$_2$、神门。

方法：取以上主穴，随症取配穴，探得耳穴敏感点，用王不留行籽贴压。

疗法二

主穴：耳尖、眼、目$_2$、神门、肾上腺、内分泌。

配穴：外感风热者加肺穴；肝胆火旺者加肝、胰、胆穴。

方法：取所有主穴和辨证取配穴，采用王不留行籽贴压，每次取一侧耳穴，双耳交替，隔日换1次，贴压期间嘱患者自行按压3～5次，5次为1个疗程。耳尖穴可用点刺放血的方法。

第十一节 麦粒肿

【概述】

麦粒肿又称睑腺炎,是睫毛毛囊部皮脂腺的脓性炎症。初期睑缘发痒、微肿微痛,继之形成硬结,形如麦粒,疼痛;随后化脓溃破,症状渐减。部分患者邻近结膜红肿充血。可于数处同时发生或反复发生。

本病中医称为"针眼",是因风热相搏,客于胞睑,脾胃蕴积热毒,上攻于目。惯发者,常由气血两虚、脾胃虚弱和体弱儿童,易感风毒所致。

【治疗方法】

疗法一

主穴:耳尖、眼、肝、内分泌、肾上腺。

配穴:脾胃积热者加脾、胃穴;外感风热毒邪,热毒上攻者加肺、大肠穴。

方法:取所有主穴,辨证取配穴,选用王不留行籽贴压,每次取一侧耳穴,双耳交替,隔日1换,贴压至痊愈为止。耳尖穴可用点刺放血方法治疗。

疗法二

主穴:眼、目$_1$、目$_2$、肝、耳尖。

配穴:风热外袭者加肺;红肿热痛者加神门。

方法:取以上主穴,随症取配穴,探得耳穴敏感点,用王不留行籽贴压。耳尖放血约8~10滴。每日按压耳穴3次以上,每次1~3分钟,3天后复查,如麦粒肿未消,再作第2次治疗。

疗法三

主穴:耳尖、眼、肝。

配穴:肾上腺、脾、目$_1$、目$_2$。

方法:取以上主穴,随症取配穴,探得耳穴敏感点,用王不留行籽贴压。耳尖点刺放血。

疗法四

主穴:神门、肾、肝、眼、皮质下、心、目$_1$、目$_2$。

方法:取以上主穴,随症取配穴,探得耳穴最敏感点,用王不留行籽贴压。

左眼有病贴压右侧耳郭,右眼有病贴压左侧耳郭,两眼有病同时贴压。贴压完毕,每个耳穴进行2～3次按压,压力大小以患者可忍受为度。同时嘱咐患者每日自行按压耳穴3～4遍,每次按压耳穴15～20下,多则不限;小儿患者由家长帮助按压。隔日换贴1次,多数患者贴压1次可愈。

疗法五

主穴:神门、肝、脾、皮质下、目$_1$、目$_2$。

方法:取以上主穴,探得耳穴最敏感点,用王不留行籽贴压。隔日交替轮换。每日按压耳穴3次,每次40下,以耳穴处微有痛感为佳。

疗法六

主穴:眼。

配穴:肝、神门。

方法:取以上主穴、配穴,探得耳穴最敏感点,用王不留行籽贴压。用拇、食指前后由轻到重按压半分钟,使患者耳部有明显的疼痛灼热为宜。每日指压4次增强穴位刺激。

第十二节 睑缘炎

【概述】

睑缘炎是睑缘的一种慢性炎症。睑缘炎可因细菌、脂溢性皮肤炎或局部的过敏反应所引起,且常合并存在。导致睑缘表面、睫毛、毛囊及其腺组织的亚急性或慢性炎症。

【治疗方法】

主穴:内分泌、皮质下、神门、大肠、心。

方法:取以上主穴,探得耳穴最敏感点,用王不留行籽贴压。每日按压6次,每次约10分钟。6天为1个疗程。不愈者,换贴另一耳。

第十三节　霰粒肿

【概述】

霰粒肿是睑板腺的慢性炎症。可因睑板腺管阻塞,腺内滞留的腺样物质刺激周围组织而形成囊肿。与麦粒肿不同之处在于无急性炎症现象。临床表现眼睑皮下可触到圆形硬结,不红不痛,翻转眼睑则正对硬结之睑结膜表面局限性充血。经过缓慢,病程较长,结节中部可软化为胶质而形成囊肿。

霰粒肿属中医"胞生痰核"范畴,本病的发生与脾胃相关。脾失健运,湿热内生,痰热互结,上阻胞睑脉络,发为本病。本病早期耳压治疗效果显著。

【治疗方法】

主穴:眼,脾,患侧目$_1$、目$_2$,肝。

配穴:痰热内盛者加胃、大肠;如兼有心烦失眠者加神门。

方法:取以上主穴,随症取配穴,探得耳穴敏感点,用王不留行籽贴压。每日按压4～6次。3～5天换1次。

第十四节　春季卡他性结膜炎

【概述】

春季卡他性结膜炎是临床常见的细菌感染性眼病。多以手帕、毛巾、手、水等为媒介,在集体单位、公共场所、不良卫生习惯的情况下最易蔓延。临床表现为结膜充血、脓性或黏液性分泌物,局部极痒,并有异物感,少数病人可伴有球结膜充血甚至可合并角膜溃疡。

春季卡他性结膜炎属中医"目痒"范畴,本病的发生与肝、脾、胃关系密切。脾胃湿热,复感风邪,热湿邪上壅于目或肝血虚少,血虚风动而致目痒。

【治疗方法】

主穴:眼、脾、神门、肾上腺。

配穴：肝虚血少者加肝；风邪侵袭者加肺。

方法：取以上主穴，随症取配穴，探得耳穴敏感点，用王不留行籽贴压。每日按压3～5次，以局部有胀感为度，双耳或单耳交替使用，3～5天换1次。

第十五节　慢性泪囊炎

【概述】

慢性泪囊炎是由于泪道排泄不畅，泪液长期积滞于泪囊内而造成的泪囊黏膜炎症。本病绝大部分继发于鼻泪管狭窄后，少数由于鼻窦炎、外伤、结核、梅毒等引起。临床表现患眼泪囊区无痛或微痛微痒，不时泪下，内眦部常有胶黏脓浊泪液渗出，相应部位皮色如常，泪囊不肿或稍隆起一小核，小者如豆，大者如枣，指压泪囊区有黏液或脓液自泪窍而出。

慢性泪囊炎属中医"漏睛"范畴，中医学认为本病与心脾相关，为热毒内蕴所致，属实证。

【治疗方法】

主穴：眼、神门、皮质下、耳尖。

配穴：风热停留者加肺。

方法：取以上主穴，随症取配穴，探得耳穴敏感点，用王不留行籽贴压。同时用三棱针在耳尖处刺破出血约8滴。隔日1换药丸，每日按压3～5次，以局部酸、痛、胀感为度。

第十六节　眼睑痉挛

【概述】

眼睑痉挛是指眼轮匝肌不自主运动，在强力闭眼时，眶部收缩并牵引眉毛。本病多见于眼前部炎症，强烈的反射性瞬目下。临床表现为患者两眼不赤不痛，胞睑时时跳动，或密或疏，不能自主控制。上、下胞睑均可发生，以上睑最为常见。多见于成年人。检查瞳孔及胞睑外观如常。

眼睑痉挛属中医"胞轮振跳"范畴,本病的发生与心、肝、脾相关。心脾血虚,筋内失养,肝血不足,虚风内动,上扰胞睑而发本病。

【治疗方法】

主穴:眼、额、神门、枕。

配穴:心脾血虚者加心、脾;肝血不足,虚风内扰者加肝、肾上腺。

方法:取以上主穴,随症取配穴,探得耳穴敏感点,用王不留行籽贴压。每日按压3~5次,以局部痛、胀感为度。左右耳交替使用,3~5天换1次。

第十七节 上睑下垂

【概述】

上睑下垂,是指上眼睑提肌功能不全或丧失,升举乏力或不能提举,致使下垂的上眼睑遮住部分或全部瞳孔,发生视力障碍。患者若系儿童,由于眼睑下垂,影响视力,也可引起弱视。本病有先天和后天之分,发病可为单侧或双侧。

中医称本病为"睑皮垂缓"或"睑废",致病原因多由先天禀赋不足、肾气虚衰,风邪乘虚而入,致使筋脉失和,眼睑松弛;或脾虚气弱,肌肉弛纵无力,外伤损及筋脉亦可引起本病。

【治疗方法】

主穴:脾、肾、交感、枕、脑干。

配穴:感受风邪者加肺。

方法:取以上主穴,随症取配穴,探得耳穴敏感点,用王不留行籽贴压。每日按压3次以上,双耳或单耳交替使用。每3~5天换1次。

第十八节 近 视

【概述】

近视是一种常见病,主要表现为视力减退,视远物模糊不清,看人视物眯眼皱眉,如果不及早治疗纠正,任其继续发展,可形成高度近视。患者常有眼前黑花飘动,怕光,眼疲劳隐痛,头痛;由于眼轴延长,眼球呈现突出,可有眼底变化。本病多发生在学龄儿童及青少年。

本病中医称为"能近怯远症",可因平时用眼卫生不当和遗传等引起。其发病机制为阳不足而阴有余。临床表现为心阳衰弱,目中神光不能发越于远处,故看近物尚清,看远物则模糊;肝肾两虚,目失濡养,神气虚弱,以致光华不能及远,仅能视近。也有久视伤睛形成近视者。

【治疗方法】

疗法一

主穴:肝、胰、胆、肾、心、脾。

配穴:目$_1$、目$_2$、眼。

方法:取以上主穴,随症取配穴,探得耳穴最敏感点,用王不留行籽贴压。每次用拇、食指对压耳穴10分钟左右,每日3~4次。患者在按压耳穴的同时眼球要顺、逆时针方向各转10圈。每周换2次,两耳交替使用,10次1个疗程。

疗法二

主穴:肝、肾、神门、交感、眼、新眼、目$_2$。

方法:取以上主穴4~5个,用王不留行籽贴压。每日用手指按压5遍以上,每遍每穴按50次以上,按至耳郭发热发痛,按压次数越多越好。每次贴一侧耳穴,1周后更换。4周为1个疗程。

疗法三

主穴:肾、肝、皮质下接近内分泌处、目$_1$、目$_2$、眼。

方法:取以上主穴,用油麻籽贴压。每一耳穴每次按压不少于20次。按压重量以患者能忍受而有热、痛、胀、酸感为度;每次用单侧耳穴,下次换对侧耳穴,每周换压2次,10次为1个疗程。并嘱患者每天按压不少于4次。用眼疲

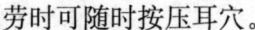

劳时可随时按压耳穴。

疗法四

主穴：肝、目₁、目₂、眼、肾等。

配穴：夜盲症加神门、枕、内分泌、肾上腺；晶体混浊加心、肾、神门、额、枕、内分泌、皮质下；散光加心、肾、顶、额、枕、神门、内分泌、肾上腺；青光眼加肾、枕、新眼、神经点；视网膜炎加肾、枕、额、顶、神经点、新眼、内分泌、皮质下。

方法：取以上主穴，随症取配穴，探得耳穴最敏感点，用王不留行籽贴压。15次为1个疗程，休息1周后，再进行第2个疗程，直到患者视力恢复为止。以后每周复查1次，以观察疗效。

疗法五

主穴：肝、肾、神门、眼、目₁、目₂。

配穴：心、脾、肺、皮质下、外鼻、新眼；心脾血虚，心悸健忘，失眠多梦，加心、脾、皮质下；脾肺气虚，面色白，气短纳少者，加脾、胃、肺；对某些治疗反应差，进步不明显者，再加新眼、外鼻。

方法：取以上主穴，随症取配穴，探得耳穴最敏感点，用王不留行籽贴压。每日自行按压4～6次，每次贴压一侧耳穴。3日后换药贴压另一侧，5次为1个疗程，每疗程结束后，复测1次视力。

疗法六

主穴：眼、神门、肝、目₁、目₂。

方法：取以上主穴，随症取配穴，探得耳穴最敏感点，用王不留行籽贴压。患者每日在贴药耳穴处按摩10次，5～7天1换，每次按摩至上眼睑及眉毛区有热感，以提高疗效。

疗法七

主穴：肝、肾、眼、目₁、目₂、近视1、近视2、内分泌、神门、交感。

方法：取以上主穴，探得耳穴最敏感点，用王不留行籽贴压。每日自己按压3～5次，每次20次，使耳部有热、胀、痛感。手法不宜过重，以防压破皮肤，隔日更换1次耳穴，10次为1个疗程，休息2～3天再进行下1个疗程治疗。

疗法八

主穴：肝、心、肾、交感、皮质下、眼、外鼻、目₁、目₂。

方法：取以上主穴，探得耳穴最敏感点，用王不留行籽贴压。每日按压耳穴6遍，每遍每穴按压20～30次，每周更换3次，4周为1个疗程。

疗法九

主穴：眼、肝、肾、目₁、近视 1、神门。

配穴：目₂、枕、心、近视 2。

方法：取以上主穴 3~4 个，随症取配穴 2~3 个，用草决明贴压。每日按压 2~3 次，每次每穴按压 5 分钟。手法由轻到重至有压痛感。每 6 天换药 1 次，4 次为 1 个疗程，每疗程后休息 3 天，一般需要治疗 2~3 个疗程。

疗法十

主穴：眼、目₁、目₂、肝。

配穴：心、耳尖、脑干、脾；体质较差者配肾上腺、目。

方法：取以上主穴，随症取配穴，探得耳穴最敏感点，用王不留行籽贴压。每天自我按压 4 次，每穴按 1 分钟，以耳部发热为度。3 天后换对侧耳穴治疗。10 次为 1 个疗程，一般在 1 个疗程内即可见效。

疗法十一

主穴：眼、目₁、目₂、肝、肾。

配穴：心阳衰弱者加心穴；假性近视者加脾；伴有斜视者加胰、胆穴。

方法：取所有主穴和配穴 1~2 个，探得耳穴敏感点，用王不留行籽贴压。每次取一侧耳穴，双耳交替，2~3 天换 1 次，10 次为 1 个疗程，疗程间休息 5 天。每日按压时静息闭眼，意念放在两眼部，以耳郭发热和眼部出现酸、胀、热等感觉为宜。

疗法十二

主穴：分两组取穴。一组：眼、目₁、目₂、肝、肾；二组：颞、肝、神门以及这 3 个穴位的耳背相对处。

方法：取第一组穴，用白芥子贴压。每日按压所贴耳穴 3~5 次，每次 3 分钟，两耳交替贴药，间隔 1~2 日换药，5 次为 1 个疗程。如第一组耳穴疗效不佳时，可采用第二组。

疗法十三

主穴：肝、肾、肺、神门、眼。

方法：取以上主穴 1~2 个，探得耳穴最敏感点，用王不留行籽或莱菔子贴压。隔日治疗 1 次，3 次为 1 个疗程，每日早、中、晚各按压 1 次，每月复查 1 次，连续检查 6 个月。

疗法十四

主穴：肾、肝、近视 1、近视 2。

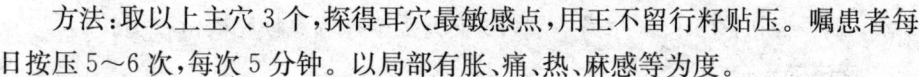

方法:取以上主穴3个,探得耳穴最敏感点,用王不留行籽贴压。嘱患者每日按压5～6次,每次5分钟。以局部有胀、痛、热、麻感等为度。

疗法十五

主穴:肾、肝、胃、神门、眼。

方法:取以上主穴,用王不留行籽贴压。每次取一侧耳穴,每周1次,两耳交替贴压,贴压后嘱患者每天按压3次,每次5分钟,共治疗半年。预防治疗穴位同上,每2周贴压1次,连续治疗2年。

疗法十六

主穴:心、肝、脾、肺、肾。

配穴:眼、目$_1$、目$_2$、新眼。

方法:取以上主穴,随症取配穴,探得耳穴最敏感点,用王不留行籽贴压。每日用拇、食指按压3次,每次2分钟,以穴位处有酸、麻、胀、痛感为度。10天为1个疗程,一般治疗4～6个疗程。

疗法十七

主穴:心、肝、肾、目$_1$、目$_2$、眼。

方法:取以上主穴,探得耳穴最敏感点,用王不留行籽贴压。每日早、中、晚用手指轻轻按压数次。隔3日更换1次,两耳交替进行,每8次为1个疗程,每1疗程后间隔1周复查视力。

疗法十八

主穴:分两组取穴。一组:近视1、肝、皮质下;二组:近视2、眼、肾。

方法:取以上主穴,两组交替使用,探得耳穴最敏感点,用王不留行籽贴压。每日按压5次,每次4分钟,隔天换贴1次,10次为1个疗程,视力恢复正常后,再巩固贴压1个疗程。

疗法十九

主穴:心、肝、肾、神门、眼、目$_1$、目$_2$。

方法:取以上主穴,探得耳穴最敏感点,用王不留行籽贴压。每日按压3～4次,每穴每次按压半分钟,力量以个人能耐受为度,隔日换耳贴药一次,5次为1个疗程,连续治疗3个疗程。

疗法二十

主穴:肝、肾、内分泌、神门、眼、目$_1$、目$_2$。

方法:取以上主穴4～5个,探得耳穴最敏感点,用王不留行籽贴压。一般先取一侧耳穴,1周后换另一侧,用拇、食指间断性按压至耳部胀痛。每日按压

3次,每次十余下,6天换贴另一侧,12天为1个疗程。换贴时测视力。

疗法二十一

主穴:肾、肝、近视1、近视2、枕、目$_1$、目$_2$等穴。

方法:取以上主穴,随症取配穴,探得耳穴最敏感点,用王不留行籽贴压。每次选4~5穴进行治疗。每天按压3~5次。每周换药1次,4次为1个疗程。

【备注】

耳压治疗同时配合每天望远处绿色草木3次,每次25分钟,并坚持做眼保健操,停止看电视,看书每次不超过40分钟。

第十九节 色觉障碍

【概述】

色觉障碍,分色盲和色弱两类,色盲是缺乏或完全没有辨色能力,色弱为辨色力不足。色盲包括红色盲、绿色盲及蓝色盲、全色盲。后两种少见,色弱也包括红、绿、蓝色弱,亦以前两种常见。导致色觉障碍的原因,有先天性的,也有后天性的。其中常见的红绿色觉障碍,是一种连锁隐性遗传病。

【治疗方法】

主穴:分两组取穴。一组:眼、脑点、肾;二组:目$_1$、皮质下。

方法:上述两组穴位交替,用白芥子贴压。每日按压药籽3~5次,每次约5分钟。每隔3日治疗1次,4次1个疗程,两疗程间休息3天。每疗程结束后复查1次。

第二十节 老年性白内障

【概述】

老年性白内障是晶状体或其囊膜失去正常透明性,发生部分或全部晶状体混浊而影响视力的一种眼科慢性病。本病发病年龄多在50岁以上。是机体对日光、紫外线照射及化学制剂等发生反应或有糖尿病、高血压等家族遗传倾向，部分病人可由生命衰老所引起。本病初起无明显不适，仅觉视物不清，或眼前有黑点，以后则逐渐加重，出现眼前黑影，单眼复视，久之则视力渐降，终至不见事物，仅辨明暗，瞳孔可完全变为银白色。

老年性白内障属中医"圆翳内障"范畴。中医学认为本病与肝、肾、脾、胃相关。年老体弱或中气虚衰，精气不能上荣或肝肾两亏，虚火上炎，神水受伤而发病。本病耳压治疗，早期效果较好。

【治疗方法】

主穴：眼、目$_1$、目$_2$、交感、内分泌、肝。

配穴：肝肾两亏、虚火上炎加肾、神门；中气虚衰加脾胃。

方法：取以上主穴，随症取配穴，探得耳穴敏感点，用王不留行籽贴压。每日按压4~6次，每次1~3分钟。左右耳交替贴压，每3~5天换1次。

第二十一节 青光眼

【概述】

青光眼是由于眼内压升高引起视盘损害和视野缺损的一种眼病。临床上分为开角型和闭角型。

本病在急性发作期中医称为"偏头风"，在慢性期称为"五风内障"，以瞳神反映的颜色和患者视觉情况的不同加以区别。

【治疗方法】

主穴：眼、目$_1$、目$_2$、肝、交感、皮质下、耳背沟。

配穴：肝胆火盛者，耳尖放血；脾胃虚弱者加脾、胃；真阴虚损者加肾。

方法：取以上主穴，随症取配穴，探得耳穴敏感点，用王不留行籽贴压。3~5天换1次。每日按压4~6次，双耳交替贴压，耳尖放血，隔日1次。

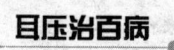

第二十二节 中心性浆液性视网膜脉络膜炎

【概述】

本病是临床较为常见的眼底病之一，是一种以发生在黄斑部的低度浆液性视网膜与色素上皮分离为特点的病症。炎症、缺血、机械性损伤、生化及代谢性物质或其他不明因素使脉络膜毛细血管发生浆液性视网膜脱离改变，而成本病。可单眼发病，亦可双眼同时发病。临床表现为早期视力减迟，视物昏蒙，有如隔轻纱薄雾或眼前出现灰白色斑影，或于中心部出现黄灰色圆形阴影，严重者可产生永久性视功能损害。

中心性浆液性视网膜脉络膜炎属中医学"视瞻昏渺"范畴。中医学认为本病与心、肝、脾、肾相关，情志不畅、痰热内蕴或肝肾精血不足，心脾两虚，目失所养，神光衰微而致本病。

【治疗方法】

主穴：眼、目、肝。

配穴：心脾两虚者加心、脾；肝肾不足加肾；痰热内蕴加胃、大肠。

方法：取以上主穴，随症取配穴，探得耳穴敏感点，用王不留行籽贴压。每日按压4～6次，每次1～3分钟。双耳或单耳交替使用，3～5天换1次。

第二十三节 视神经萎缩

【概述】

视神经萎缩是由视神经炎或其他原因引起的视神经退行性病变，或原发于神经梅毒晚期，眶内肿瘤或炎症压迫；或继发于视网膜脉络膜炎、视网膜色素变性等。临床表现：本病初起眼外观良好，瞳孔不大不小，但瞳孔反射迟钝或消失。患者自觉视力渐减，随着病情发展可逐渐失明，色觉减退，视野不同程度的缩小,视野改变与视力减退同时进行。

视神经萎缩属中医"青盲"、"视瞻昏渺"范畴。与心、肝、肾关系最为密切,肝肾阴亏,精气不能上荣,目失涵养或心营亏损,神气虚耗而发本病。

【治疗方法】

主穴:眼、肝、神门、肾上腺。

配穴:肝肾阴亏加肾;心血不足、神气虚耗加心、脾。

方法:取以上主穴,随症取配穴,探得耳穴敏感点,用王不留行籽贴压。左右耳同时贴压,每日按压4～6次。3～5天换1次。

第二十四节 球后视神经炎

【概述】

球后视神经炎一般分为急性和慢性两类,以后者较多见。主要是侵犯神经乳头黄斑纤维囊,故又称为轴性视神经炎。鼻窦炎以及各种传染病如脑炎、脑膜炎和新陈代谢性疾病、结核、梅毒、维生素B_1缺乏、多发性硬化症等均可引起本病,酒精、烟碱中毒可引起慢性球后视神经炎。急性者多为单眼视力迅速下降或丧失,常有眼球转动时疼痛、头痛或眼眶深部钝痛等,瞳孔散大,对光反射迟钝或消失,眼底正常或乳头稍稍充血,视野出现中心暗点;慢性者病情发展缓慢,多为双侧,眼底检查初期正常,晚期视乳头额侧呈苍白色萎缩。

本病急性期中医学称为"暴盲",慢性期称为"视瞻昏渺"。本病的发生与肝、脾、肾关系密切。七情所伤,脾失健运,痰热内生,脉络受阻以及肝肾阴亏,虚火上炎,上扰清窍而发本病。

【治疗方法】

主穴:眼、目$_1$、目$_2$、皮质下、交感、枕。

配穴:暴怒伤肝加肝阳;阴虚火旺加神门、肾;脾胃湿热加脾胃。

方法:取以上主穴,随症取配穴,探得耳穴敏感点,用王不留行籽贴压。每日按压4～6次,每次1～3分钟,双耳或单耳交替贴压。3～5天1换。

第二十五节 眶上神经痛

【概述】

眶上神经痛是指眶上神经分布范围内(前额部)持续性或阵发性疼痛。眶上神经痛为经常间断性一侧或双侧球周、眶周不明原因灼痛或隐痛,眶上切迹处有明显压痛,但眼球及其附属器无器质性病变,为眼科常见病。

【治疗方法】

疗法一

主穴:眼、肝、皮质下。

方法:取以上主穴,随症取配穴,探得耳穴最敏感点,用王不留行籽贴压。嘱患者每天自行按压3次,每次按压15~20下,加强刺激。一般约3~5分钟有止痛效果。按压5天为1个疗程。一侧痛贴患侧,双侧痛贴两侧。

疗法二

主穴:眼。

方法:探得耳穴最敏感点,用王不留行籽贴压。以拇、食两指加压按揉,一般在5分钟左右有止痛效果,连贴3天,1日按压3次,痛时亦可加压。单侧贴患侧,双侧贴两侧。

第二十六节 过敏性鼻炎

【概述】

过敏性鼻炎,又称变态反应性鼻炎,是鼻腔黏膜的变态反应性疾病,并可引起多种并发症。多反复发作,缠绵难愈。

中医称本病为"鼻鼽"。

【治疗方法】

疗法一

主穴:肺、内鼻、外鼻、神门。

配穴:内分泌、肾上腺、咽喉、耳、口、眼。

方法:取以上主穴,随症取配穴,探得耳穴最敏感点,用王不留行籽贴压。第1次贴双耳,以后两耳交替,每7天贴换1次,4次为1个疗程。每日揉按耳穴6次,早晨起床及临睡前必按,以产生麻、胀、热感为度。

疗法二

主穴:内鼻、气管、肺、肾上腺。

配穴:头痛加脑点、皮质下;再根据其疼痛部位选择颞、枕、项;伴有咳喘者加平喘、神门;便秘者加大肠、直肠。

方法:取以上主穴,随症取配穴,探得耳穴最敏感点,用王不留行籽贴压。每穴留置3天,每日按压穴位3~5次。两耳交替,6次为1个疗程。

疗法三

主穴:神门、肝、肾、脾、肺、心、目、鼻、咽。

方法:取以上主穴,探得耳穴最敏感点,用王不留行籽贴压。每日按压5~7次,以按压穴位处有胀痛且耳郭感觉有灼热感为度。3日治疗1次,两耳交替进行,10次为1个疗程。

疗法四

主穴:内鼻、外鼻、肺、风溪、肾上腺、内分泌。

配穴:体质弱者加脾、肾;头痛、头昏、失眠者加额、神门;咽痒、咳嗽者加咽喉。

方法:取所有主穴和2~3个配穴。用王不留行籽贴压。每次取一侧耳穴,双耳交替,每2~3天更换1次,10次为1疗程,疗程间休息10天。发作频繁时贴双侧耳穴,3天换1次,两次治疗间休息1天。

疗法五

主穴:内鼻、肺、肾上腺。

配穴:头痛加颞、额;咳嗽加神门、气管;便秘加大肠、交感。

方法:取以上主穴,随症取配穴,探得耳穴敏感点,用王不留行籽贴压。每日按压3次,以局部胀、热、痛为度。3~5天换1次。

疗法六

主穴：内鼻、肺、肾上腺、前列腺。

配穴：外鼻、内分泌、额、神门；头痛加神门、皮质下；失眠加神门、失眠穴。

方法：取以上主穴，随症取配穴，探得耳穴敏感点，用王不留行籽贴压。

疗法七

主穴：肺、鼻、交感。

配穴：久病年老者可加肾穴；年轻人必要时加大肠穴。

方法：取以上主穴，随症取配穴，探得耳穴最敏感点，用王不留行籽贴压。两耳同取，压后每天在上述耳穴处按压2～3次，每次10～20分钟，一般5天更换一次，天热3天更换一次，在治疗期间不用任何药物。

第二十七节 慢性鼻炎

【概述】

鼻炎分为急、慢性鼻炎和急、慢性鼻窦炎。急性鼻炎是由于病毒、病菌感染引起的鼻黏膜急性炎症；慢性鼻炎是急性鼻炎反复发作的结果。临床见症为鼻塞、流涕、喷嚏，可伴有头痛、头晕、发热、全身乏力，以及嗅觉减退。

本病属于中医"鼻渊"、"鼻鼽"和"脑漏"范畴，多因体虚外感风邪，肺气不宣，或蕴热化火所致。

【治疗方法】

疗法一

主穴：内鼻、肺、肾上腺、额。

方法：取以上主穴，用绿豆贴压。每日压3～5次，每次10分钟。贴敷1次持续5天，休息3～5天再行第2次贴压。5次无效者，可改他法治疗。

疗法二

主穴：内鼻、外鼻、肺、肾上腺和额。

方法：取以上主穴，用绿豆贴压。双耳均贴。耳部产生胀、重、痛的感觉。每日让患者自己按压3次以上，力度要适中，每次按压30余下。5天换豆1次，休息2～3天，再行第2次贴压。4次为1个疗程。

疗法三

主穴:内鼻、外鼻、肺、肾上腺、皮质下。

配穴:头痛、头晕、失眠加神门、枕;阳明郁滞加胃;肺脾气虚加脾;气滞血瘀加心。

方法:取所有主穴,辨证选取2~3个配穴,用王不留行籽贴压。手法以对压或直压手法为主,每次取一侧耳穴,双耳交替,3~5天更换1次,10次为1个疗程,疗程间可休息3~5天。

疗法四

主穴:内鼻、外鼻、内分泌、肾上腺。

配穴:脾肺气虚者加肺、脾;头痛者加额、神门;咳嗽者加气管。

方法:取以上主穴,随症取配穴,探得耳穴敏感点,用王不留行籽贴压。每日按压3次以上,每次2~3分钟,使局部产生胀痛的感觉。3~5天1换。

第二十八节　鼻窦炎

【概述】

鼻窦炎是一种常见的鼻窦黏膜的化脓性炎症。机体抵抗力减低、营养不良、维生素缺乏、鼻腔疾患、邻近病灶的感染、气压改变等均可导致本病的发生。变态反应体质,全身疾病如贫血、急性传染病等,亦可诱发本病。如急性鼻窦炎反复发作或治疗失宜可转为慢性。临床表现为鼻流脓涕,鼻塞,嗅觉减迟或丧失,头痛及局部疼痛,因其炎症所侵犯的鼻窦部位不同,故头痛可表现为前额疼痛、鼻根部疼痛放射至头顶部、枕部疼痛,急性发作者可伴有恶寒、发热、食欲不振等症,慢性者有精神不振、头昏、记忆力减退、注意力不集中等症。

鼻窦炎属中医学"鼻渊"范畴,与肺脾相关。实热内蕴,鼻窍不利或脏腑虚损,气机升降失常,邪滞于鼻而发本病。

【治疗方法】

主穴:内鼻、额、肾上腺。

配穴:急性发作者加肺;慢性发作者加神门、脑干。

方法:取以上主穴,随症取配穴,探得耳穴敏感点,用王不留行籽贴压。每日按压4～6次,单耳或双耳交替使用,3～5天换1次。

第二十九节　嗅觉丧失

【概述】

嗅觉丧失一症临床上根据病因不同,可分为呼吸性失嗅和感觉性失嗅。呼吸性失嗅是由于鼻阻塞使携带嗅素的气流受阻,不到嗅区或无鼻阻塞但气流方向改变不经嗅区所致。感觉性失嗅多见于嗅黏膜嗅区神经末梢的病变。颅脑损伤所致失嗅为中枢性失嗅。鼻道阻塞性疾患、慢性炎症刺激、有害气体损伤、老年性退行性变、脑炎、脑脓肿等均可诱发本病。

中医学认为本病与肺脏关系最为密切,涉及脾肾,脏腑功能失调,郁热内伏,气血瘀阻,邪滞鼻窍可致本病。

【治疗方法】

主穴:肺、内鼻、肾上腺、皮质下。

配穴:气虚者加脾;郁热内伏者加神门;因脑部病变所致者加枕、脑干。

方法:取以上主穴,随症取配穴,探得耳穴敏感点,用王不留行籽贴压。每日按压3次以上,每次按压1～3分钟,双耳或单耳交替使用,每3～5天换1次。

第三十节　鼻　衄

【概述】

鼻衄,又叫鼻出血,是一种常见的五官科病症,尤以小孩多见。造成鼻衄的原因很多,如外伤、鼻黏膜干燥或溃疡、鼻腔炎症、急性传染病、维生素缺乏、高血压、血液病、鼻咽癌等。长期反复出血可引起继发性贫血。

中医学认为,本病可因肺热、胃热、肝热、气虚不摄引起。肺热者鼻中干燥,血色鲜红;胃热者口臭鼻燥,血色鲜红;肝热者头痛烦急,鲜红血涌;气虚不摄者,血色淡红,可反复发作。

第七章 五官科疾病的耳压疗法

【治疗方法】

疗法一

主穴：内鼻、外鼻、肾上腺。

方法：患者取坐位或站位，术者位于患者对面，用双手中指同时按压双侧耳屏，使耳屏紧贴外耳道口，使耳道闭塞，指压强度以患者能够耐受为度。每次按压约 2～3 分钟。

疗法二

主穴：内鼻、外鼻、肾上腺、神门。

配穴：如内热较盛者加肝、胃；脾气虚弱者加脾；虚火上炎者加肾。

方法：取以上主穴，随症取配穴，探得耳穴敏感点，用王不留行籽贴压。每日按压 6 次以上，每次按压 1～3 分钟，双耳或单耳交替使用，每 3～5 天换 1 次。

疗法三

主穴：外鼻、内鼻、肝、脾。

配穴：心火亢盛加心；肺经热盛加肺；胃火炽盛加胃；肾阴不足加肾。

方法：取以上主穴，随症取配穴，探得耳穴最敏感点，用王不留行籽贴压。每天捏压 4～5 次，每次每穴 1 分钟左右，每隔 2 天更换 1 次，3 次为 1 个疗程。实证用泻法（捏压时用力较重），虚证用补法（捏压时用力较轻），虚实夹杂用平补平泻法（捏压时用力由轻逐渐加重）。平补平泻法使用最多，泻法次之，补法较少。

疗法四

主穴：膈、心、肺、脾、目、神门、内鼻、外鼻。

方法：取以上主穴，用白芥子贴压。保留 6 天，每天自行按压 6～10 次，每次 3 分钟。

第三十一节　耳　鸣

【概述】

耳鸣是听觉器官功能紊乱所引起的一种病症，与耳聋常同时存在。其原因复杂，如耳部本身的疾病，某些全身性疾病，以及药物中毒等都可引起。鸣响的声调多种多样,如蝉鸣,或水激声,或若钟响。

中医认为此类病多为脏腑虚损,肝胆郁火上扰,或肝肾不足所致。

【治疗方法】

疗法一

主穴:内耳、外耳、肾、三焦、胰、胆、神门、皮质下、耳尖。

配穴:实证(肝胆火旺)加肝;虚证(肾阴亏损)加内生殖器、内分泌。

方法:取所有主穴,辨证选取1~2个配穴。先于耳穴区内探寻敏感点,用王不留行籽贴压。每次取一侧耳穴,双耳交替。3~5天换1次,10次为1个疗程,疗程间休息10天。

疗法二

主穴:内分泌、皮质下、内耳、神门。

配穴:烦躁易怒者加肝;肾虚者加肾。

方法:取以上主穴,随症取配穴,探得耳穴敏感点,用王不留行籽贴压。每日按压3次以上,每次1~3分钟,单耳或双耳交替贴压。每3~5天换1次。

疗法三

主穴:肾、内耳、外耳、心。

配穴:肝、内分泌、皮质下。

方法:取以上主穴,随症取配穴,探得耳穴敏感点,用王不留行籽贴压。

疗法四

主穴:实证:肺、肾上腺、肝、心、外耳;虚证:肝、脾、胃、肾上腺。

配穴:神门、内耳、内分泌、肾、交感。

方法:取以上主穴,随症取配穴,探得耳穴最敏感点,用王不留行籽贴压。每日按摩5~6次,以不刺破皮肤,能接受为原则。3天换对侧耳穴,30天为1个疗程。

第三十二节 耳 聋

【概述】

耳聋即指听觉系统的传音部分、感音部分或二部受损后所产生的病变。根据病变性质,耳聋可分为功能性与器质性。耳聋的病因十分复杂,耳部疾患如外耳道异物、中耳炎、耳蜗病变等；某些全身性疾病如炎症、外伤、药物中毒、肿瘤等，以及遗传因素，衰老等均可引起器质性病变。临床表现为听力减退或听觉丧失。幼儿或幼童时期由于耳部发育不全或某些疾病的影响而引起耳聋后，无法学习语言可致聋哑。

中医学称轻者为"重听"，重者为"耳聋"。本病的发生与肝、肾、脾、胃相关。外感风热，痰火壅结，上扰耳窍或肾虚精气不能上荣于耳可致本病。

【治疗方法】

主穴：内耳、肾、神门、皮质下。

配穴：痰火较盛者加肝、脾；肾虚者加内分泌。

方法：取以上主穴，随症取配穴，探得耳穴敏感点，用王不留行籽贴压。每日按压4~6次，每次1~3分钟，双耳或单耳交替使用，3~5天换1次。

第三十三节 化脓性中耳炎

【概述】

化脓性中耳炎，就是中耳发炎，是一种常见病。临床以耳内反复流脓为特征。本病病程缠绵，且常反复发作，尤以儿童为多见。多因泪水、奶水、呕吐物、洗澡水，或游泳，使水殃及中耳，以及上呼吸道感染时酸性分泌物沿耳咽管进入中耳道等因素而引起耳室发炎所致。

【治疗方法】

疗法一

主穴：内耳、外耳、肾上腺、口、艇中、内分泌。

方法：每次取一侧耳穴，若两侧耳病则同时取两侧，每天按压3~5次，每次按压2分钟，3~5天换1次，10次为1个疗程。

疗法二

主穴：耳、内耳、肾、内分泌、神门。

配穴：肝胆火盛者加肝；便秘者加大肠、直肠；脾虚湿困者加脾。

方法：取以上主穴，随症取配穴，探得耳穴敏感点，用王不留行籽贴压。每日按压3次以上，每次1~3分钟。双耳或单耳交替使用。每3~5天换1次。

第八章 皮肤科疾病的耳压疗法

第八章 皮肤科疾病的耳压疗法

第一节 荨麻疹

【概述】

荨麻疹是一种常见的过敏性皮肤病。其特点是：发无定处，骤然发生并迅速消退，愈后不留任何痕迹。疹为红色或白色风团，风团大小形态不一，有剧烈瘙痒及烧灼感。可有发热头痛、哮喘、恶心、呕吐、腹痛、腹泻，甚至发生过敏性休克。

本病中医称为"隐疹"，"风疹"。

【耳诊表现】

在肺区及相应耳穴可有糠皮性脱屑，不易擦掉。

【治疗方法】

疗法一

主穴：肺、风溪、肾上腺、内分泌、神门。

配穴：急性发病且病情严重者加耳尖；伴胃肠道症状者加胃、大肠、小肠。

方法：取主穴及相应配穴，用王不留行籽贴压，按压手法以对压或直压法为主，用较强刺激，耳尖穴可采用放血方法，可双侧同取或两耳交替，3日1换，5次为1个疗程，疗程间隔1～2天。

疗法二

主穴：耳尖、耳中、风溪、内分泌、肺、脾、大肠、枕、肾上腺。

方法：取以上主穴，随症取配穴，探得耳穴最敏感点，用王不留行籽贴压。每次捏压上述各穴位15下，隔日换贴另一侧耳穴，10次为1个疗程。

疗法三

主穴：肺、风溪、肾上腺、神门、内分泌、相应部位耳穴。

配穴：胃肠功能障碍加胃、脾、大肠；因风冷致病加内分泌、枕、肺；有寄生虫加小肠、枕、内分泌；眼睑水肿加眼、面颊、肾。

方法：取以上主穴，随症取配穴，探得耳穴敏感点，用王不留行籽贴压。

疗法四

主穴：神门、肺、枕、内分泌、肾上腺。

方法：取以上主穴，随症取配穴，探得耳穴敏感点，用王不留行籽贴压。每3天1换。每天用手指按压耳穴4～6次，每次2分钟，双耳或单耳交替使用。

第二节　皮肤瘙痒症

【概述】

皮肤瘙痒症是一种仅有皮肤瘙痒而无原发皮损的皮肤病，临床上可分为全身性和局限性瘙痒症两型。本病病因复杂，全身性瘙痒症多与一些慢性内脏疾病有关，局部不良刺激常是诱发和加重本病的外因，也与局限瘙痒症关系密切。

中医学认为，本病多因湿热蕴于肌肤，不得疏泄所致，以青壮年所患为多见；或血虚生风、生燥，肌肤失养而起，此以老年人居多。

【治疗方法】

疗法一

主穴：肺、大肠、风溪、肾上腺、皮质下、内分泌。

配穴：风盛者加交感、肝、胰、胆；湿盛者加肾；热重者加心、小肠、肝、胰、胆；寒盛者加肾、肝；脾虚者加肝、脾、肾、交感、神门。

方法：取以上主穴，随症取配穴，探得耳穴敏感点，用王不留行籽贴压。每日按压3～4次，按压时以局部酸、胀、痛，能忍受为度，每次1～2分钟。隔日1次，两耳交替进行，7次为1个疗程。

疗法二

主穴：肺、大肠、风溪、肾上腺、神门、枕。

配穴：血虚风燥加心、脾；肝胆湿热加肝、胰、胆。

方法：取以上主穴，随症取配穴，探得耳穴敏感点，用王不留行籽贴压。按压手法为对压和直压法，中等刺激，每日按压3～5次，每次按压至耳郭发热、胀痛为佳。每次取一侧耳穴，3日1换，两耳交替，7次为1个疗程，疗程间休息1周。

疗法三

主穴：肺、肝、交感、脾、皮质下、风溪、内分泌及耳尖放血。

方法：取以上主穴 4～5 个，用王不留行籽贴压。每日按压穴位 4～5 次，每次每穴 1 分钟。两耳交替，每周换 2～3 次，10 次为 1 个疗程。

疗法四

主穴：相应部位耳穴、肺、大肠、风溪、内分泌、神门、枕。

配穴：老年血虚瘙痒者加心、肝、脾；黄疸引起者加肝、胰、胆；糖尿病者加胰、胆。

方法：取主穴及相应配穴。在探得耳穴敏感点后，采用王不留行籽贴压。按压手法为对压和直压法，中等刺激。每次取一侧耳穴。3 日 1 换，两耳交替，6 次为 1 个疗程，疗程间休息 5～7 天继续下 1 个疗程。

疗法五

主穴：相应部位耳穴、脾、肺、心、神门、皮质下。

方法：取以上主穴，随症取配穴，探得耳穴敏感点，用王不留行籽贴压。每天用手指按压耳穴 5～10 次，每次 2 分钟，单耳交替使用。每 2 天 1 换。

疗法六

主穴：分两组取穴。一组：神门、肺、肝、内分泌；二组：心、胰、胆、风溪、肾上腺、皮质下。

方法：取以上两组穴位用王不留行籽轮流贴压。每次取双侧对称耳穴贴压，夏天贴压 1 天，休 1 天换 1 次；春秋天贴压 3 天，休 1 天换 1 次；冬天贴压 5 天，休 1 天换 1 次。贴压后嘱患者用双手每日按压 3～5 次，每次每穴按压 50 下，一压一松算 1 下，按压时要有一定的力度刺激，按至双耳疼痛、发红发热为宜。夏天贴压 20 次为 1 个疗程，春秋天贴压 7 次为 1 个疗程，冬天贴压 5 次为 1 疗程，疗程间休息 3 天，行下 1 个疗程。

疗法七

主穴：神门、肺、风溪、肾上腺。

配穴：皮质下、交感、内分泌、脾、胃、相应部位耳穴；糖尿病加胰、胆；老年性瘙痒可加内分泌、卵巢、睾丸。

方法：取以上主穴，随症取配穴，探得耳穴敏感点，用王不留行籽贴压。

疗法八

主穴：双耳取神门、内分泌穴，注意寻找敏感压痛点。

方法：取以上主穴，用王不留行籽贴压。每晚睡前指压按摩 3～5 分钟。每天更换1次,5次为1个疗程。

疗法九

主穴:肺、大肠、风溪、内分泌、神门及与瘙痒相应的部位。

配穴:老年血虚瘙痒者加心、肝、脾;兼见黄疸者加肝、胰、胆、穴;糖尿病患者加胰、胆。

方法:取以上主穴,随症取配穴,探得耳穴敏感点,用王不留行籽贴压。每日按压5~6次,每次每穴按压15~20次。每次贴压单侧耳穴,3~4日换贴对侧,两侧耳穴交替使用。换贴10次为1个疗程,疗程间休息2~5日,治疗3~5个疗程后观察疗效。

【备注】

在治疗期间洗澡时禁止用肥皂、香皂、沐浴液等;忌食海产品,如鱼、虾、蟹及生冷、酸辣刺激性食物。

第三节　湿　疹

【概述】

湿疹是一种常见的皮肤病,因其症状与发病部位不同,名称各异。任何年龄、任何部位均可发生。临床分急性和慢性两种。其病程较长,反复发作,多呈对称性。急性湿疹表现为瘙痒,皮肤潮红、丘疹、水疱、渗出、糜烂,损害成片,边缘弥漫。慢性湿疹表现为瘙痒,皮肤黯红色、肥厚浸润,边缘较清楚。婴儿湿疹,多发于面部、头皮,皮损呈多形性。

本病属中医"湿疮"范畴,中医认为本病由于风湿热客于肌肤而成。急性湿疹以湿热为主,慢性湿疹多因病久耗血,以致血虚生燥生风,肌肤失养而成本病。

【治疗方法】

疗法一

主穴:肺、脾、神门、肾上腺。

方法:取以上主穴,探得耳穴敏感点,用王不留行籽贴压。每天按压数次,双耳或单耳交替使用。每3天1换。

疗法二

主穴：肺、脾、神门、肾上腺、内分泌。

方法：取双侧耳穴，探得耳穴敏感点，用王不留行籽贴压。用拇指以较轻力度揉按耳穴2~5分钟，每日3~5次，每2日更换1次。

第四节　神经性皮炎

【概述】

神经性皮炎又叫银屑病，好发于颈项、肘膝伸侧、尾骶等局部。临床表现：瘙痒，初起为扁平丘疹，久之融合成片，逐渐增大，皮肤增厚，表面粗糙，纹理加深，干燥似席纹状，表面附有细碎鳞屑。

本病属于中医"牛皮癣"与"顽癣"范畴，多因脾经湿热、肺经风毒客于肌肤腠理之间，兼感受风湿热所致。起初病邪阻滞皮肤，日久风热盛则血燥，经络阻滞，皮肤失于滋养，湿性黏腻，故病见时起时伏，缠绵难愈。同时常与情绪有关。

【耳诊表现】

在肺区和相应部位常呈糠皮样脱屑，且不易擦掉。

【治疗方法】

疗法一

主穴：相应部位、肺、皮质下、内分泌、神门。

配穴：痒甚者加耳尖；心火热甚者加心；风热甚者加大肠；郁热甚者加肝。

方法：选取主穴及相应配穴5~6个，用王不留行籽贴压，按压手法可用直压或对压法，采用强刺激，双侧取穴，两耳交替。3日1换。10次为1个疗程，间隔3~5天进行下1个疗程。

疗法二

主穴：肺、肾上腺、皮损的相应耳穴、枕、腮腺。

配穴：皮质下、神门、肝、脑干、内分泌。

方法：取以上主穴，随症取配穴，探得耳穴敏感点，用王不留行籽贴压。

第五节 扁平疣

【概述】

疣是由病毒引起的常见皮肤病,扁平疣是其中的一种,多见于儿童及青年。疣是突出于皮肤表面的良性赘生物,形状大小不一,数量多少不一,一般多无自觉症状,好发于颜面部、头部和手背部。

中医认为,本病是因气血失调,风热血滞,肌肤失荣,风邪搏于肌肤所致。

【治疗方法】

疗法一

主穴:肺、肝、肾上腺、皮质下。

方法:取以上主穴,探得耳穴敏感点,用王不留行籽贴压。每天用手指按压耳穴4～6次,每次1～3分钟,双耳或单耳交替使用,每3天1换。

疗法二

主穴:肺、内分泌、皮质下、肾。

配穴:腮腺、面颊、肾上腺等。

方法:取以上主穴,随症取配穴,探得耳穴敏感点,用王不留行籽贴压。每日自行按压3～4次,至发热发红为止,每周1次,取单侧耳穴,双耳交替。

疗法三

主穴:肾上腺、内分泌、肺、大肠、皮质下、神门及病变部位相对耳穴。

方法:取以上主穴,探得耳穴敏感点,用王不留行籽贴压。每穴按压15～20秒,每日按压4～6遍,每遍15分钟,单侧贴压,双耳交替,5～7天更换1次。

疗法四

主穴:内分泌、肾上腺、肝、脾、肺、风溪、面颊。

方法:取以上主穴,随症取配穴,探得耳穴敏感点,用王不留行籽贴压。每次取单侧耳穴,每周轮换1次。嘱患者每天按压耳穴4～6次,以按至耳郭有酸胀感为度。贴压6次为1个疗程。

疗法五

主穴:肺、大肠、神门、皮质下、内分泌。

配穴：肝旺血燥者加肝、肾；风热毒邪者加耳尖。根据所在位置加相应部位的耳穴。

方法：选取主穴及相应的配穴5~6个，用王不留行籽贴压。最好先在所选穴位处测得敏感点。按压手法以直压或对压法为主，每次取一侧耳穴，两耳交替，2~3日1次，10次为1个疗程。疗程间隔3~5天。

疗法六

主穴：肺、肾、皮质下、内分泌、面颊和额等穴位。

方法：取以上主穴，随症取配穴，探得耳穴敏感点，用王不留行籽贴压。每日自行按压10多次，每次1~2分钟。冬日7日换1次，夏日5日换1次，两耳交替进行，5次为1个疗程。

第六节　寻常疣

【概述】

寻常疣是由人类乳头瘤病毒感染所引起的一种皮肤良性肿瘤。好发于青少年，多见于手指、手背、足缘等处。皮肤和黏膜的损伤是引起感染的主要原因。初期表现为硬固的小丘疹，呈灰黄或黄褐色等，表面粗糙角化。本病发展缓慢，可自然消退。

本病中医学称"疣目"、"千日疮"、"枯筋箭"，俗称"刺瘊"、"瘊子"等。

【治疗方法】

主穴：肺、枕、内分泌、肾上腺。

配穴：手、足、踝等相应耳穴。

方法：取以上主穴，随症取配穴，探得耳穴敏感点，用王不留行籽贴压。并嘱病人自行按压，每穴位50次，每天3次，间隔2~3天后换压另一侧耳穴，20次为1个疗程。

第七节　传染性软疣

【概述】

传染性软疣是一种病毒性皮肤病。其病原是传染性软疣病毒,是痘病毒中的一种。其病理变化是表皮向下伸入真皮内,形成梨状兜囊,表皮棘层肥厚,颗粒层亦可见肥厚。表皮细胞内含有软疣小体和发生变性是本病的特征。多见于儿童及青年,皮疹好发于颜面、躯干、手臂。皮疹为米粒至赤豆大小半球形丘疹,边界清楚,表面滑亮,中心凹陷似脐窝,一般无痛痒。

中医学认为,传染性软疣是因外感风热之毒邪和内动肝火所致,或由接触传染所得。

【治疗方法】

主穴:相应部位耳穴、肺、肝、肾上腺。

方法:取以上主穴,探得耳穴敏感点,用王不留行籽贴压。用手按压耳穴,每日3~4次,每次1~3分钟,双耳或单耳交替使用,每3天更换1次。

第八节　带状疱疹

【概述】

带状疱疹是由病毒引起的一种急性疱疹性皮肤病,发病部位常见于胸、腰、四肢及头面等处。在皮疹出现前常有发热、倦怠、胃纳不佳等前驱症状,局部皮肤感觉过敏、灼热和刺痛,以后皮肤出现红斑、水疱,簇集成群,互不融合,排列成带状,多发生于单侧,沿神经走行排列。

本病中医称"缠腰火丹"、"蛇盘疮"。多因情志不畅,肝气郁结,久而化火;或饮食不节,脾失健运,湿浊内生,郁而化热,湿热内蕴,复因外感邪毒,以致湿热火毒蕴积肌肤而生。又因肝火、湿热郁积致气血凝滞不通,故常伴剧烈疼痛。

【治疗方法】

疗法一

主穴:肺、肝、胰、胆、胃、神门。

方法:取双侧耳穴,探得敏感点处,采用王不留行籽贴压,用拇指以中等力度按压耳穴3~5分钟,每日8~10次,每2日更换1次药丸。

疗法二

主穴:肺、肾上腺、交感、相应耳穴。

配穴:神门、内分泌、风溪、枕、肝;疼痛加神门、皮质下;失眠加神门、耳迷根;炎症加耳尖、轮5、轮6。

方法:取以上主穴,随症取配穴,探得耳穴敏感点,用王不留行籽贴压。

疗法三

主穴:相内部位、耳尖、肺、肝、胰、胆、内分泌。

配穴:疼痛甚者加神门、皮质下。

方法:取主穴和相应配穴,探得敏感点处,采用王不留行籽贴压,按压手法以直压或对压为主,强刺激。两耳交替,3日1换,10次为1个疗程。

第九节　白癜风

【概述】

白癜风是一种色素脱失的皮肤病,好发于青年人,且常发生在颜面部、手背部和躯干部。临床表现为:皮肤突然出现色素脱失斑,且逐渐扩大,损害数目增多,可呈圆形、椭圆形或不规则形。大小不等。斑片呈乳白色,周围色素较深,表面平滑,斑内毛发变白。一般无自觉症状,对日光敏感,稍晒即起红斑。病情发展不一,有时进展快,有时静止不变。病程较长,不易消退。

本病中医称为"白驳风",多因风湿邪郁于肌肤,致使气血失和,肌肤失于濡养,或由肝肾不足所致。

【治疗方法】

疗法一

主穴：肾上腺、肺、内分泌、枕、心、额、皮质下、交感、脑点、神门。

方法：取以上主穴，探得耳穴敏感点，用王不留行籽贴压。同时进行补泻手法，虚证寒证者宜补，手法要轻；实证热证者宜泻，手法及刺激要重。一般治疗开始1~3天贴压处可能有些疼痛感，这是正常现象。为了增强疗效，在疼痛消失后，每天可按压数次。每次贴压一侧耳穴，两耳交替治疗。7~10天换1次。

疗法二

主穴：相应部位耳穴、肺、上背、中背、下背。

方法：取以上主穴，探得耳穴敏感点，用王不留行籽贴压。用手指按压耳穴，每天3~4次，每次3分钟，双耳或单耳交替使用，每3天更换1次。

第十节 接触性皮炎

【概述】

接触性皮炎是皮肤接触了某种致敏物质或刺激物质发生的一种皮肤和黏膜部位的炎症性变态反应，大多为急性，皮损好发于暴露部位。过敏体质的人接触某种药物，如牛膝、银杏等，或动物的皮毛、化妆品、塑料制品、化学纤维，以及鱼虾等而引发。临床表现为：有致病物质接触史，皮疹表现有红斑、丘疹、水疱、渗液、糜烂、结痂，患者自觉有剧烈瘙痒或烧灼及胀痛感。

【耳诊表现】

多数患者耳穴风溪皮肤触之增厚，颜色呈黯红色，压之疼痛或有痒感。

【治疗方法】

主穴：风溪、肺、皮质下、内分泌、相应部位耳穴。

方法：取以上主穴，用肤疾宁贴膏贴王不留行籽贴压。3天换1次，3次为1个疗程，嘱病人每日自行按压3次，每次持续15分钟，按压强度以局部出现胀痛感为佳，每次取患侧耳穴。治疗期间停用中西药物。

第十一节 剥脱性皮炎

【概述】

剥脱性皮炎是药物反应的一个类型,属药物性皮炎。以苯巴比妥、氨苯矾、长效磺胺等所致者为多见,中药蟾蜍等也可引起。它是药物通过多种途径进入人体后,引起皮肤和黏膜的急性炎性反应。临床表现为:初期多呈麻疹样或猩红热样皮疹,继续发展则全身皮肤潮红,呈鲜红色到棕红色,肿胀,以后大量脱屑,有干剥与湿剥两种。干剥者,手、足部可呈大片套式剥脱,重者毛发、指甲都可以脱落;湿剥者,可出现水疱及广泛性糜烂。

剥脱性皮炎属中医学的"中药毒"的范畴。多因禀赋不足,邪毒内侵;或风、湿、热蕴蒸,郁于肌肤;或郁久化火,血热妄行,溢于肌表所致。

【治疗方法】

主穴:相应部位耳穴、肾上腺、垂前。

方法:取以上主穴,探得耳穴敏感点,用王不留行籽贴压。双耳或单耳交替使用,每3日更换1次药丸。

第十二节 脱 发

【概述】

脱发,一般分局脱和全脱两种。表现为头顶部或局部或大部分头发突然或逐渐脱落成片,甚则全脱。痒如虫行,皮肤光亮,或脱白屑,或皮肤湿润如油等。

中医学认为本病多因血热内蕴,热极生风,风动则发脱;或气血亏损,肝肾不足,风邪乘虚外侵,发失所养,或气滞血瘀,血不养发所致。

【治疗方法】

主穴:相应部位耳穴、肾、肝、肺、睾丸、卵巢。

方法：取以上主穴，探得耳穴敏感点，用王不留行籽贴压。每日按压耳穴，4～6次以上，每次1～3分钟。每2天1换。

第十三节　斑　秃

【概述】

斑秃是指头部突然发生的局部性斑状脱发，俗称"鬼剃头"。病因目前尚不十分清楚，可能与精神抑郁、自身免疫、内分泌紊乱、遗传等因素有关。本病可发于任何年龄，但常见于青壮年。表现为发病突然，头部出现圆形或椭圆形脱发，大小不一，数目不等，脱发处皮肤光滑，界限清楚，边缘头发易于拔出。无自觉症状。严重者头发可全部脱光，称为全秃。除头发外，眉毛、胡须、腋毛、阴毛等处也可发生斑秃。病程缓慢，常持续数月甚至数年，多数可自然恢复。恢复初期，脱发区长出黄白色细软的头发，逐渐变粗、变黑而恢复正常，有的可反复脱落。有些患者指甲可出现凹点、纵嵴、变脆。

【治疗方法】

主穴：相应部位耳穴、肾、神门、睾丸。

方法：取以上主穴，探得耳穴敏感点，用王不留行籽贴压。每日按压耳穴，可达10次以上，每次1～2分钟。每2天1换。

第十四节　痤　疮

【概述】

痤疮是一种毛囊与皮脂腺的慢性炎症，好发于青春期男女面部及胸背部，故又名青春痘。临床表现为面部、胸背部散在的毛囊性丘疹，部分顶部有小脓疱，破溃后可有色素沉着，或凹陷性瘢痕。

中医学认为本病属于"肺风粉刺"范畴，多由肺经风热或肠胃湿热所致。

【治疗方法】

疗法一

主穴：肺、胃、大肠、便秘点、三焦、风溪、面颊、内分泌、神门。

方法：取以上主穴，随症取配穴，探得耳穴敏感点，用王不留行籽贴压。每日晨起、饭后、睡前按压穴位15分钟，要有酸、麻、胀热的感觉。3天后换贴另一耳，10次为1个疗程。

疗法二

主穴：肺、神门、交感、内分泌、皮质下。

方法：取以上主穴，探寻耳穴最敏感点，用王不留行籽贴压。每天自行按压3～5次，每次3分钟，以微痛为度。两耳轮换贴压，5次为1个疗程。

疗法三

主穴：肺、大肠、胃、耳尖、内分泌、相应部位耳穴、皮质下。

配穴：痒甚者加神门。

方法：取主穴及相应配穴，用王不留行籽贴压。按压手法以直压或对压法为主，每次按压30秒，每次贴压一侧耳穴，两耳交替，3日1换，10次为1个疗程，疗程间休息3～5天。形成脓肿者可耳尖放血。

疗法四

主穴：内分泌、激素点、皮质下、肺、心、胃。

方法：取以上主穴，探寻耳穴最敏感点，用王不留行籽贴压。指压10分钟，每天3次，每天压一侧耳穴，两耳轮换贴压。

疗法五

主穴：肺、胃、内分泌、相应部位耳穴。

配穴：肾上腺、睾丸、卵巢、皮质下、神门。

方法：取以上主穴，随症取配穴，探得耳穴敏感点，用王不留行籽贴压。

疗法六

主穴：肺、内分泌、内生殖器、面颊区或额（痤疮最多处）。

配穴：心、胃、皮质下、肾上腺。

方法：取以上主穴，随症取配穴，探得耳穴敏感点，用王不留行籽贴压。每个穴位每天最少按压3～4次，每次按压10下，隔天换对侧耳穴，10次为1个疗程。

疗法七

主穴：心、肝、肾、面颊、肺、三焦、大肠、内分泌。

方法：取以上主穴，探寻耳穴最敏感点，用王不留行籽贴压。每日按压3~4次，每穴每次按压0.5分钟，力量以个人能耐受为度；隔日换耳贴药1次，5次为1个疗程。

疗法八

主穴：面颊、脾、胃、大肠、内分泌、耳尖。

方法：取以上主穴，探得耳穴敏感点，用王不留行籽贴压。每3日更换1次，每日用手指按压耳穴6~8次，每次1~3分钟。

【备注】

治疗期间注意个人卫生，不用手挤压，每日早、晚先用香皂清洗面部，忌食辛辣刺激性食物，少食脂肪和糖果。

第十五节 痱 子

【概述】

痱子是常见的皮肤病，也称汗疹。临床表现为：皮肤上有针尖大小的红色丘疹，周围可有红晕，有瘙痒，甚则出现炎症反应。主要发病原因是在夏季热而潮湿的环境，或工作条件差，或穿衣过厚，使汗液大量分泌，又不能及时蒸发，致使汗管角质层浸渍发胀、变软，汗管口堵塞，汗液潴留于汗管内而排泄不畅，汗液的压力使汗管发生破裂，汗液漏入邻近周围组织引起痱子。

中医学认为，痱子是由于暑湿之热邪蕴蒸肌肤、汗液排泄不畅所致。

【治疗方法】

主穴：相应部位耳穴、肺、心、神门、肾上腺。

方法：取以上主穴，探得耳穴敏感点，用王不留行籽贴压。每日用手按压耳穴3~4次，每次1~3分钟，每日1次，两耳交替使用。

第十六节 毛囊炎

【概述】

毛囊炎是由金黄色葡萄球菌侵犯毛囊引起的毛囊周围炎。营养不良、身体衰弱、代谢障碍（如糖尿病）是引起毛囊炎的全身因素；局部皮肤损害，不清洁，经常受到摩擦和刺激是发生毛囊炎的局部因素。临床表现：发病部位多在头、面、颈、背和臀部。初起为粟粒大毛囊炎性丘疹，逐渐形成脓疱。大多数成批出现，互不融合。脓疱破裂可排出少量脓血，经5~7日可吸收，但倾向复发，常绵延数周乃致数月。

毛囊炎类居中医学的"疮"、"疖"的范畴，并根据发生的部位而名称各异。中医学认为本病多因肺气不固，风热毒邪侵入肌表，卫气郁滞，气血不畅而致。

【治疗方法】

主穴：相应部位耳穴、肺、肾上腺。

方法：取以上主穴，探得耳穴敏感点，用王不留行籽贴压。双耳压穴，每天按压耳穴3~4次，每次2~4分钟，每3日更换耳穴1次。

第十七节 脓疱疮

【概述】

脓疱疮是常见的化脓性皮肤病。多因感染了金黄色葡萄球菌和链球菌而发病。好发于儿童头面、四肢等暴露部分，初起有散在的红斑或水疱，约绿豆大或黄豆大，迅速变为脓疱，边缘红晕，以后脓液下沉，集于疱底，呈半月状，溃破后露出潮红糜烂面，随后结黄色痂并有瘙痒。

中医学称本病为"黄水疮"。认为本病主要是由于夏秋季节暑湿邪毒入侵，气机不畅，流泄障碍，熏蒸皮肤而致。

【治疗方法】

主穴：相应部位耳穴、肺、神门、肾上腺。

方法：取以上主穴，探得耳穴敏感点，用王不留行籽贴压。每3天更换1次。

第十八节　丹　毒

【概述】

丹毒又名急性网状淋巴管炎。本病多因素体血分有热，外受火毒，热毒蕴结，郁阻肌肤而发；或由于皮肤黏膜破伤（如鼻腔黏膜、耳道皮肤或头皮破伤，皮肤擦伤，脚湿气糜烂，毒虫咬伤，臁疮等），毒邪乘隙侵入而成。凡发于头面部者，夹有风热；发于胸腹腰胯部者，夹有肝火；发于下肢者，夹有湿热；发于新生儿者，多由胎热火毒所致。多数发生于下肢，其次为头面部。可有皮肤、黏膜破损等病史。

【治疗方法】

主穴：神门、肾上腺、皮质下、枕。

方法：取以上主穴，探得耳穴敏感点，用王不留行籽贴压。每天用手指按压耳穴2~3次，每次1~3分钟，双耳或单耳交替使用，每3天1换。

第十九节　结节性红斑

【概述】

结节性红斑是一种发于小腿伸侧的红色或紫红色炎性结节性皮肤病。现代医学认为，病因尚未完全明确，可能由于皮肤小血管对某些致敏物质引起变态反应所致。临床表现为在小腿伸侧有樱桃或葡萄大小的结节，中等硬度，有痛和压痛，分布对称，不融合，可有数个到10余个，消退后不破馈，无瘢痕或萎缩。颜色开始鲜红,逐渐变紫红或黯红,最后呈乌青,色素增加。青年女性多见。

中医学认为,结节性红斑是由于禀性不耐,营卫不和,风寒外袭,血热受风;或因脾湿化热,蕴于肌肤;鱼腥虾蟹及药物亦可引起本病。

【治疗方法】

主穴:相应部位耳穴、肾上腺。

配穴:血热受风者加肺;脾湿化热者加脾。

方法:取以上主穴,随症取配穴,探得耳穴敏感点,用王不留行籽贴压。每3天更换1次,7次为1个疗程。

第二十节　黄褐斑

【概述】

黄褐斑是一种常见的发生于面部的后天性色素沉着过度性皮肤病,发生于日晒部位,并于日晒后加重。病程缓慢,无明显自觉症状。病情有一定季节性,夏重冬轻。中医称黄褐斑为"面尘"、"黧黑斑"、"肝斑"等。

【治疗方法】

疗法一

主穴:肝、肾、肺、内分泌、皮质下、交感、神门、面颊。

配穴:体虚者加脾、胃。

方法:取以上主穴,随症取配穴,探得耳穴敏感点,用王不留行籽贴压。两耳交替使用。

疗法二

主穴:神门、内生殖器、肾、肝、脾、内分泌、皮质下。

配穴:大肠、胃、卵巢、心、胰、胆。

方法:取以上主穴,随症取配穴,探得耳穴敏感点,用王不留行籽贴压。隔日1次,15次为1个疗程。

疗法三

主穴：面颊、肺、肝、肾、内分泌、缘中。

配穴：伴月经不调或在经期内加重者加内生殖器、皮质下；气血瘀滞者加心、耳尖。

方法：取主穴及相应的配穴。在探得敏感点后，用王不留行籽贴压，采用直压或对压手法，中等刺激，每穴按压30~60秒，以耳郭发热、面颊部有感觉为好。两耳交替，3日1换，10次为1个疗程，疗程间休息3~5天。

疗法四

主穴：面颊、内分泌、肾上腺、肺。

配穴：皮质下、外鼻、肝、肾、卵巢；如有其他疾病可随症加减。

方法：取以上主穴，随症取配穴，探得耳穴敏感点，用王不留行籽贴压。

疗法五

主穴：肺、大肠、肝、内分泌、肾上腺、脑点、皮质下、面颊、眼、外鼻。

配穴：与月经有关者加内生殖器；肝肾阴虚者加肾、耳背肝；气血郁滞者加心；食少纳呆者加脾胃。

方法：取以上主穴，随症取配穴，探得耳穴敏感点，用王不留行籽贴压。每日自行按揉所贴耳穴10次左右，每次每穴揉30次左右。

疗法六

主穴：肺、缘中、内分泌、肝、脾、肾、交感、面颊。

配穴：月经不调者加内生殖器、卵巢。

方法：取以上主穴，随症取配穴，探得耳穴敏感点，用王不留行籽贴压。每日自行按压3~5次，每次按压30~60秒，2~3日更换1次，双耳交替，10次为1个疗程。

第二十一节　酒渣鼻

【概述】

酒渣鼻是以额面中部皮肤红斑、丘疹、脓疱，最后出现组织肥厚，形成鼻赘为特征的慢性炎症性皮肤病。其发病可能与内分泌失调、消化功能紊乱、慢性病灶、嗜酒和过食辛辣食物有关。

【治疗方法】

疗法一

主穴：外鼻、面颊、胃、内分泌。

配穴：肾上腺、肝、肺、脾。

方法：取以上主穴，随症取配穴，探得耳穴敏感点，用王不留行籽贴压。

疗法二

主穴：外鼻、肺、肾上腺。

方法：取以上主穴，探得耳穴敏感点，用王不留行籽贴压。每天用手指按压耳穴 3～4 次，每次 1～3 分钟。每 3 天 1 换。

第二十二节　雷诺病

【概述】

雷诺病是血管神经功能紊乱引起的肢端小动脉痉挛性疾病，以阵发性四肢端对称的间歇发白与紫绀为其临床特点（亦可见于鼻尖、口唇），伴有麻木、胀痛。常为情绪激动或受寒所诱发。

【治疗方法】

主穴：交感、心、肾、皮质下、热点。

方法：取所有主穴用王不留行籽贴压，以直压或点压手法按压。每次取一侧耳穴，左右耳交替，每日 1 次，3～5 日 1 换。10 次为 1 个疗程。

第二十三节　红斑性肢痛症

【概述】

红斑性肢痛症是一种血管性疾病。其特征为阵发性肢端皮肤温度升高，皮肤潮红，肿胀剧烈，灼热疼痛，尤以足底、足趾为甚。当环境温度增高时，灼痛加剧。多见于青年人。

本病属中医"血痹"、"瘀血"的范畴。寒凝经络,经脉气血运行不畅,而致气滞血瘀,瘀久化热,故皮肤发红,肢端热痛。

【治疗方法】

疗法一

主穴:交感、神门、皮质下、相应部位。

配穴:痛甚者加垂前、枕。

方法:取主穴及相应配穴,并在穴区寻找其敏感点,用王不留行籽贴压,按压手法以对压或直压法为主,宜强刺激,每穴按揉30～60秒,选取一侧穴位,两耳交替。3日1换,10次为1个疗程。

疗法二

主穴:肾上腺、交感、神门、皮质下、相应部位。

方法:取所有主穴用王不留行籽贴压,以直压或点压手法按压,强刺激。每日5～6次。

第二十四节 冻 疮

【概述】

冻疮是寒冬或初春季节时由寒冷引起的局限性皮肤炎症损害。好发生在肢体的末梢和暴露部位,如手、足、鼻尖、耳边、耳垂和面颊部。病程缓慢,气候转暖后可自愈,易复发。

【治疗方法】

主穴:相应部位耳穴、肺、前列腺。

方法:取以上主穴,随症取配穴,探得耳穴敏感点,用王不留行籽贴压。每天用手指按压耳穴5～8次,每次1～3分钟。每3天更换1次。

第九章 其他疾病的耳压疗法

第九章 其他疾病的耳压疗法

第一节 输液（血）反应

【概述】

输液（血）反应是以外源性或内源性致热源为主引起的变态反应。多数在液体或血液输入100～300ml时，突然出现畏寒战栗、关节酸痛、皮肤苍白、发绀，继而出现高热等反应。一般体温可达39℃以上，历时2～3小时后汗出而退热，热退后仍有疲乏、肌肉酸重等感觉。少数病人亦表现为皮肤瘙痒、荨麻疹、血管神经性水肿，甚则出现胸闷、气喘、喉痉挛、喉水肿等。轻者给病人带来不应有的痛苦，重则可危及生命，因此预防此反应有重要意义。

【治疗方法】

疗法一

主穴：肾上腺、风溪、内分泌、神门、对屏尖。

配穴：高热加耳尖点刺放血；伴恶心、呕吐者加胃、枕。

方法：取以上所有主穴及1～2个配穴。用王不留行籽贴压，以对压或直压强刺激手法按压。多于输液（血）前5～10分钟贴压。可取一侧耳穴，也可双侧同取，在输液（血）过程中每30～60分钟按压1次，至输液（血）结束后2小时取下。

疗法二

主穴：神门、肾上腺、皮质下。

配穴：若表现皮疹为主者加肺。

方法：每次取2个耳穴，探得耳穴敏感点，用王不留行籽贴压。中等强度刺激3～5分钟，使耳郭产生胀、痛、热感，保留至输液（血）结束后。如果在输液（血）前15～30分钟开始按压，可有效地预防反应发生。

第二节 晕动病

【概述】

晕动病是晕车，晕船，晕机和由摇摆、旋转、加速运动等各种因素所致疾病的统称。多表现为恶心、呕吐、面色苍白、眩晕、出冷汗等。现代医学认为其发生与影响前庭功能有关。

本病属中医"眩晕"、"呕吐"的范畴。其发病可能与脾胃素虚及对汽油等异味过敏有关。

【治疗方法】

疗法一

主穴：枕、神门、贲门、胃、皮质下。

配穴：对汽油等异味过敏者加风溪、内分泌。

方法：取以上4～5个主穴，必要时加用配穴。多用王不留行籽贴压，取双侧耳穴，以对压或直压手法按压，强刺激为佳。一般多在乘车、乘船、乘机前1～2小时开始贴压，至运行结束。

疗法二

主穴：肾、神门、枕、头晕、皮质下。

方法：取以上主穴，探得耳穴敏感点，在乘车、乘船、乘机前用王不留行籽贴压。用拇指以中等力度按压耳穴1～2分钟，每1小时按压1次，每1～3日更换1次。

第三节　竞技综合征

【概述】

竞技综合征是指竞技前或竞技过程中（如比赛或考试）发生的以失眠、头晕、心悸、烦躁、口干、食欲不振、乏力、注意力不集中、恶心、呕吐、腹泻或便秘、痛经或月经紊乱、手指震颤、小腿痉挛，甚至晕厥等为主要表现的一组临床综合征。多由于精神紧张、思虑过度而发病，主要是患者生理、心理、社会三方面之间关系不协调，破坏了机体生理平衡的结果。

中医认为本病是由于惊恐、思虑等情志所伤，引起体内阴阳气血失调、脏腑功能紊乱所致。

【治疗方法】

疗法一

主穴：心、神门、皮质下、脾、枕。

配穴：交感、肝、胃、大肠、额、缘中。

方法：取以上主穴，随症取配穴，探得耳穴敏感点，在考试前6天开始，用蔓荆子贴压。嘱患者每日自行按压，以耳穴有痛感为度。每日3～5次，每次10～20分钟。此法要保留至考试结束。

疗法二

主穴：心、神门、皮质下。

方法：取以上主穴，探得耳穴敏感点，用王不留行籽贴压。每日按压3次，每次5～10分钟，以有胀痛热感为度。考前7～8日治疗第1次，考前3～4日治第2次，考前1～2日治疗第3次。

疗法三

主穴：皮质下、神门、心、肾。

配穴：失眠加垂前；头痛加枕；食欲不振、恶心、呕吐加胃、脾；腹泻、便秘加大肠；手指震颤及小腿痉挛加肝、脾；痛经、月经不调加内分泌。

方法：取以上所有主穴，随症选取1～3个配穴。用王不留行籽贴压，多以对压或直压强制激手法按压。每次取一侧耳穴，2～3日1换，一般于竞技前5～7天开始贴压，至竞技结束后停止治疗。

疗法四

主穴：神门、脑点、缘中、交感、心、内分泌。

配穴：肝、胰、胆、胃、脾、肾、额、枕。

方法：取以上主穴，随症取配穴，探得耳穴敏感点，用王不留行籽贴压。每日按压2～3次，每次约15分钟，以加强刺激，双耳轮换治疗，3日1次，10次为1个疗程。治疗期间，镇静药物逐渐减少。一般治疗3个疗程后观察疗效。

疗法五

主穴：心、神门、肝、内分泌、胃、交感、额。

方法：取以上主穴，探得耳穴敏感点，每次选单侧，用王不留行籽贴压。嘱患者每天自行按压各穴3～5次，每次5分钟左右，睡前20分钟按压1次，每3天更换1次，双耳交替贴压。选择考试前1周进行治疗，至考试结束停止治疗，此为1个疗程。

疗法六

主穴:皮质下。

配穴:过度兴奋配神门、心;情绪抑制配脑点、脾穴。

方法:取以上主穴,随症取配穴,探得耳穴敏感点,赛前半天用蔓荆子贴压。刺激1~4分钟,以局部发红、发热为宜。

第四节 疲 劳

【概述】

由于运动量过大,工作过度紧张或久病体弱而感身体疲乏无力、失眠、食欲不振等。耳穴贴压疗法可帮助消除疲劳。

【治疗方法】

主穴:神门、肾、皮质下、肾上腺。

配穴:胃、胰、胆、内分泌;因疾病引起的虚弱疲劳按原发病加减。

方法:取以上主穴,随症取配穴,探得耳穴敏感点,用王不留行籽贴压。每天自行按压刺激3次,可使疲劳感迅速消除。

第五节 戒 烟

【概述】

吸烟给人体健康带来严重威胁,增加了肺癌、口腔溃疡、唇癌、支气管炎等疾病及胎儿畸形的发病率。因此,戒烟已引起全世界的关注。

中医学认为,烟是一种有毒物质,长期吸入导致机体阴阳失衡,升降失常和气血逆乱,可引起一系列病理变化。可使肺气损伤,导致阴虚阳亢,心肺气虚,脾胃气虚等。

刺激有关耳穴后,可使大部分戒烟者对烟味产生异常感觉,或是觉其苦、臭青草气,或觉其呛而厌恶烟味而放弃抽烟。接受本法治疗需有戒烟决心。

第九章 其他疾病的耳压疗法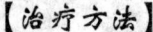

【治疗方法】

疗法一

主穴：口、肺、胃、神门、皮质下。

方法：取以上主穴，探得耳穴敏感点，用王不留行籽贴压。每日自行按压药丸5次，每次10分钟，3天后撕下休息1天，再进行治疗，5次为1个疗程。

疗法二

主穴：神门、脾（或胃）、肺、内分泌、皮质下。

方法：取以上主穴，探得耳穴敏感点，用王不留行籽贴压。常规耳穴王不留行籽贴压，3次为1个疗程，隔日更换1次。嘱患者每天至少按压10次，每次按压耳郭应有发热感。要求治疗后1小时不吸烟，其后试吸如有口味改变、头昏、恶心等不适感，不可强迫再吸。

疗法三

主穴：神门、交感、肺、口、支气管。

配穴：胃、肝、脾、心。

方法：取以上主穴，随症取配穴，探得耳穴敏感点，用王不留行籽贴压。

疗法四

主穴：肺、口、支气管、神门、皮质下、额、交感。

方法：取以上主穴3~5个，用王不留行籽贴压。每次取双耳同时贴压，每日自行按压4~5次，每次约1~2分钟左右，5次为1个疗程。

疗法五

主穴：肺、胃、神门、口。

方法：取以上主穴，随症取配穴，探得耳穴敏感点，用王不留行籽贴压。令患者每天按捏2~3次，每次3~5分钟，有吸烟欲望时即加按捏3~5分钟。隔1~2天换药1次，10次为1个疗程，一般治疗3个疗程。

疗法六

主穴：口、气管、肺、神门。

配穴：情绪紧张加心、肝；头昏不适加脑点；体虚咳嗽痰多加脾。

方法：取以上主穴，随症取配穴，探得耳穴敏感点，用王不留行籽贴压。按压1分钟，以有痛感及局部发热或发红且能忍受为度。夏季每3~5天换贴1次，其他季节每星期换贴1次。嘱其每天按压所贴穴位3~5次，每次每穴1分钟，或在想吸烟时加压穴位。

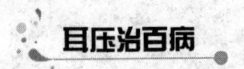

第六节　戒　酒

【概述】

长期大量饮酒形成的酒精依赖及慢性酒精中毒,不仅对躯体、神经系统、心理状态带来恶劣影响,同时还会影响家庭关系,并带来一系列工作和社会问题。

耳压疗法用于戒酒对被动戒酒者无效。一般嗜酒成性者突然断饮可引起发作性震颤、出汗甚至伴幻觉、惊厥等。耳压疗法用于戒酒因具有良好的调节作用,极少发生上述反应。

【治疗方法】

疗法一

主穴:神门、心、胃、内分泌、皮质下、咽喉及耳郭内敏感点。

方法:取以上主穴4~5个,用王不留行籽贴压。隔日1次,5次为1个疗程,疗程间休息2天,每日饭前5分钟自行按压2分钟。

疗法二

主穴:胃、脾、肝、内分泌、胰、胆。

方法:取以上主穴4~5个,用王不留行籽贴压。用拇指以中等力度按压耳穴1~2分钟,每日6~8次,每3日更换1次药丸。

第七节　戒断综合征

【概述】

戒断综合征是指戒断烟、酒或其他成瘾毒品后出现的全身不适、乏力、心慌意乱、手足无措、精力不集中、汗出、流涎、厌食恶心、头痛、烦躁、失眠等一系列临床症候群。耳压疗法可有效防治本病。

【治疗方法】

主穴:神门、皮质下、心、胃、肺、口。

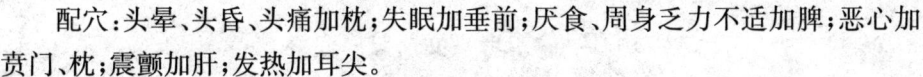

配穴:头晕、头昏、头痛加枕;失眠加垂前;厌食、周身乏力不适加脾;恶心加贲门、枕;震颤加肝;发热加耳尖。

方法:取以上所有主穴,随症选取2~3个配穴。用王不留行籽贴压,以对压或直压强刺激手法按压。每次取一侧耳穴。2~3日1换,左右耳交替,5次为1个疗程。

第八节　慢性外照射性放射病及化疗后的反应

【概述】

常见于从事射线诊断、治疗的医务人员,使用放射性核素或X线机探伤的工人,核反应堆、加速器的工作人员及使用中子或γ源的地质勘探人员和接受放射和化学治疗的肿瘤病人等。临床表现为头昏、头痛、乏力、记忆力减退、失眠、食欲不振、恶心、呕吐、口干舌燥、心悸、多汗、血压低、白细胞减少、易感冒、皮下、牙龈、鼻易出血、毛发干枯、脱落、性欲减低、月经不调等。

中医学认为,本病是由于长期接受对人体有损害的物质,导致五脏及组织器官的功能失调,阴阳失去平衡,气机逆乱而出现这些症候群。

【治疗方法】

主穴:内分泌、皮质下、肾上腺、额、缘中。

配穴:若兼见食欲不振加脾、胃;恶心、呕吐加胃、耳中;口干舌燥加心、肺;牙龈、鼻出血加心、脾;失眠加心、神门;多汗加肺。

方法:取以上主穴,随症取配穴,探得耳穴敏感点,用王不留行籽贴压。每次选一侧耳穴,3日换另一侧穴位,7次为1个疗程,疗程间隔5天。

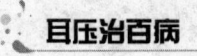

参 考 文 献

1. 杨传礼主编．实用耳穴诊疗法．北京：对外贸易教育出版社，1989
2. 植兰英，蒙贵清主编．耳穴疗法．南宁：广西科学技术出版社，1990
3. 李志道主编．常见病耳穴治疗图解．天津：天津科学技术出版社，1995
4. 单秋华主编．耳穴贴压疗法．济南：山东科学技术出版社，1998
5. 古恩鹏主编．中医绝活——耳压．天津：天津科学技术出版社，1999
6. 郭长青主编．耳穴效验方．北京：学苑出版社，2007